LA
PHYSIOLOGIE
DES GENS DU MONDE.

LA PHYSIOLOGIE DES GENS DU MONDE,

POUR SERVIR

DE COMPLÉMENT A L'ÉDUCATION,

ORNÉE DE PLANCHES.

PAR LE CH[ER] **CHAPONNIER**,

MÉDECIN DE LA FACULTÉ DE PARIS, DÉMONSTRATEUR D'ANATOMIE A L'USAGE DES PEINTRES ET PROFESSEUR DE PHYSIOLOGIE, MEMBRE DE PLUSIEURS SOCIÉTÉS SAVANTES, ETC.

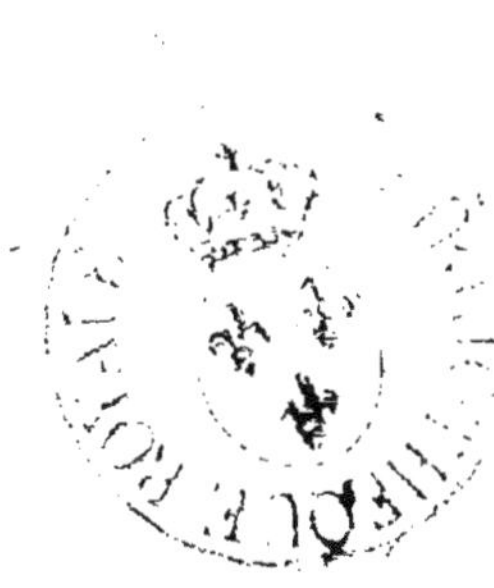

A PARIS,

CHEZ FIRMIN DIDOT FRÈRES, LIBRAIRES,

RUE JACOB, N° 24.

1829.

IMPRIMERIE DE FIRMIN DIDOT,
RUE JACOB, N° 24.

AVERTISSEMENT

DE L'AUTEUR.

De toutes les sciences que l'on peut apprendre, la connaissance physiologique de *soi-même* est, sans contredit, la plus curieuse et la plus utile à la conservation de la santé; mais cette *connaissance* s'est toujours rattachée à *la médecine*, et les gens étrangers à l'art de guérir n'ont pu l'acquérir, faute d'en avoir trouvé les éléments assez simplement démontrés pour pouvoir les comprendre.

C'est donc pour remplir cette lacune dans l'instruction, que nous avons publié *la Phy-*

siologie des gens du monde (1). Ce livre démontre les fonctions du corps humain, et donne une idée des effets mécaniques aux moyens desquels tous les phénomènes de la vie s'exécutent.

Nous avons tâché de rendre les descriptions palpables, en employant des figures simples, que tout le monde peut concevoir; et pour que cet ouvrage, qui doit *servir de complément à l'éducation*, puisse être mis entre les mains de la jeunesse, nous avons eu soin de l'écrire avec toute la circonspection que réclame l'âge présumé des lecteurs.

Destinant cet ouvrage aux gens du monde, nous n'avons pas cru devoir suivre la marche adoptée dans les traités de physiologie, pour la classification des fonctions

---

(1) La *Physiologie* est la partie de la zoonomie qui traite des lois de l'organisme animal. Son *sujet* est l'homme et les animaux : son *objet*, les actions, les propriétés et les fonctions vitales; ses *moyens*, l'observation, l'expérience et le raisonnement; son *but*, la connaissance des phénomènes de la vie, dans l'état de santé.

vitales. Cette classification, que nous approuvons, sous le rapport de la science, ne nous a pas paru présenter à l'esprit un ensemble facile à retenir pour ceux qui n'ont aucune idée des relations anatomiques, qui existent entre les diverses parties de notre organisation.

Nous avons donc jugé préférable, pour l'intelligence de nos lecteurs, de décrire les fonctions du corps humain, comme un architecte décrirait un palais : d'abord en expliquant l'extérieur, qui se voit le premier; puis passant à l'intérieur, pour en faire connaître les divisions et les usages.

D'après ce principe, nous avons divisé les fonctions, qui sont le résultat de la vie, en trois classes : la première, que nous désignons sous le nom de *fonctions de la vie extérieure,* comprend la *locomotion*, la *voix* et la *parole;* et les sensations, qui sont : l'*ouïe*, la *vuè*, l'*odorat*, le *goût* et le *toucher*.

La seconde classe, que nous désignons

sous le nom de *fonctions de la vie intérieure*, comprend le *cerveau*, la *circulation du sang*, la *respiration*, la *digestion*, la *nutrition*, et les *sécrétions*.

La troisième classe, que nous désignons sous le nom de *fonctions générales*, parce que toutes les autres y participent, comprend la *sympathie*, l'*habitude*, le *repos* et le *sommeil*, les *tempéraments*, les *âges*, et la *mort*.

Ces dénominations des classes, auxquelles nous n'attachons aucune importance, nous ont paru avoir l'avantage de présenter des *généralités* plus faciles à retenir, pour rappeler à la mémoire les subdivisions.

Comme nous n'avons fait cet ouvrage que dans l'intention de propager les lumières, si nous ne réussissons pas,

Nous aurons eu l'honneur de l'avoir entrepris.

INTRODUCTION.

CARACTÈRES DE L'HOMME(1).

Ce grand objet, c'est l'homme! étonnant labyrinthe,
Où d'un plan régulier on reconnaît l'empreinte;
Champ fécond, mais sauvage, où, par de sages lois,
La rose et le chardon fleurissent à la fois.

Pope, *Essai sur l'homme.*

Les caractères qui distinguent l'homme des animaux sont le *sentiment*, la *réflexion*, l'*invention*, le *travail* et la *parole*, qui lui sert à communiquer sa pensée à ses semblables. C'est le seul, dans le règne animal, qui se soutienne habituellement dans une situation perpendiculaire, la tête élevée vers le ciel; c'est aussi le seul qui naisse absolument nu; c'est le chef-d'œuvre

(1) Sous le nom générique d'*homme*, on désigne l'espèce humaine, qui comprend l'homme et la femme.

de la nature, et le centre auquel le monde entier vient se réfléchir.

La taille de l'homme est de cinq à six pieds (la femme est toujours moins grande), son corps réunit la beauté des formes à la régularité des proportions.

Son appareil digestif offre la réunion de l'organisation des *herbivores* et des *carnivores*, ce qui donne à l'homme la faculté d'user de toutes espèces d'aliments, d'être *polyphage*.

C'est surtout par le volume de son cerveau, et la perfection de son intelligence, que l'homme se montre supérieur aux êtres qui semblent se rapprocher le plus de lui par leur forme.

Cette supériorité lui est encore assurée, 1° par le développement de ses sens et l'harmonie qui existe entre eux; 2° par l'étendue et la finesse de son toucher, et par les secours qu'il prête aux autres sens; 3° par la mobilité de ses membres supérieurs, comparée à la solidité des inférieurs; 4° par la flexibilité de sa voix, et la faculté d'en articuler des sons.

Fortifié par tous les moyens que lui fournit son industrie, l'homme, malgré la faiblesse naturelle de sa constitution, devient capable de braver l'influence des saisons et des climats : aussi est-il ce que l'on appelle *cosmopolite.*

La sensibilité est le premier moteur qui l'entraîne vers l'état social ; ainsi le sentiment de la reconnaissance, le besoin d'épancher ses peines et de partager ses plaisirs, la nécessité de se réunir pour attaquer comme pour se défendre, sont les causes qui portent l'homme à se rapprocher.

La fécondité de l'espèce humaine, et les progrès de la civilisation se rattachant aux nombreux avantages de la société, on doit regarder l'état social comme naturel à l'homme, quelles que soient d'ailleurs les raisons spécieuses qui ont porté certains philosophes à embrasser une opinion contraire.

L'homme ne doit donc jamais fuir ses semblables, mais plutôt chercher à leur être utile, en employant en leur faveur les facultés immenses dont il est doué ; enfin que l'homme s'honore d'*être homme*, et, pour ne point déroger à ce titre, qu'il conserve toujours dans son cœur l'amour de Dieu, de la patrie, de la justice et de la liberté.

DIFFÉRENCE DES RACES HUMAINES.

Les êtres différents, sans laisser d'intervalle,
Gardent dans leurs progrès une justesse égale :
Dans l'homme, tel qu'il est, ce qui paraît un mal,
Est la source d'un bien dans l'ordre général.

POPE, *Essai sur l'homme.*

L'homme, mis en parallèle avec lui-même dans les divers pays qu'il habite, est partout différent sous le rapport de la taille, de la forme de la tête, de la couleur de la peau et des cheveux, et de la civilisation.

On distingue cinq races, ou variétés principales, dans l'espèce humaine :

1° La race *Arabe-européenne* ou *Caucasique*. Les hommes qui la composent ont la tête presque ronde, le visage ovale, le front droit, le nez long et aquilin, la bouche petite, les dents de devant perpendiculaires.

La couleur de leur peau est plus ou moins blanche; la teinte de leurs joues est rouge ou rosée; leurs cheveux sont longs, flexibles, et diversement colorés du blond au noir foncé.

Cette race a son prototype au voisinage des montagnes du Caucase, dans la Géorgie et la Circassie; c'est là que la beauté du visage, l'élégance des formes et la blancheur de la peau se sont conservées dans toute leur pureté.

La race *Caucasique* habite l'Europe et l'Asie occidentale; on la trouve encore au nord de l'Afrique, de l'Abyssinie, et sur les bords de la Mer Rouge. Noircis par l'ardeur du soleil, les peuples de ces contrées ne conservent de la tige primitive que la forme des traits du visage.

La race *Européenne* est la seconde en population; mais elle est la première pour la civilisation et l'industrie;

2° La race *Mongole.* Les caractères de cette race sont : une tête carrée, une face large, dont les traits aplatis semblent se confondre ensemble, des pommettes saillantes, des yeux noirs et obliquement dirigés en dehors, un nez petit et épaté, des dents écartées, des cheveux noirs et roides.

Cette race, la plus considérable de toutes

pour la population, occupe l'Asie septentrionale, la Chine, le Japon, l'Archipel indien, et le pays qu'arrosent le Gange et l'Indus.

Ses connaissances remontent aux temps les plus reculés; mais, enchaînée maintenant par la force des coutumes et le despotisme des gouvernements, elle demeure dans l'enfance de la civilisation, livrée à son antique routine.

3° La race *Nègre* ou *Éthiopienne*. Elle se reconnaît aux dispositions suivantes: la tête est aplatie, le front court, les joues larges et saillantes, le nez épaté, la bouche avancée en museau, les lèvres grosses, épaisses et relevées, la peau plus ou moins noire, les cheveux semblables à de la laine, noirs, courts, fins et crépus.

Placée entre les tropiques, elle peuple l'Afrique équatoriale, la Guinée, l'Éthiopie, la Négritie, la Cafrerie, le pays des Hottentots, l'intérieur de Madagascar, etc.

Brûlée par les feux du soleil, et dépourvue de l'intelligence, attribuée à une disposition plus heureuse du cerveau, la race éthiopienne languit dans l'ignorance, la superstition et l'esclavage.

4° La race *Hyperboréenne*. Placés au nord des deux continents, les Hyperboréens se reconnaissent à leur visage plat, rapetissé et arrondi, à leur nez écrasé, à leur corps trapu et court, à leurs cheveux noirs et lisses, et à leur peau brune.

Cette race dégradée comprend tous les peuples qui sont dans le voisinage du pôle arctique : les Lapons, les Groenlandais, les Esquimaux, etc.

Exposés à la rigueur d'un froid intense et à l'ingratitude d'une terre éternellement couverte de glace, ces hommes ne sortiront probablement jamais de l'état grossier auquel les condamne le climat malheureux où ils vivent.

5° La race *Américaine*. Les hommes de cette race ont le visage triangulaire, le front court, les yeux enfoncés, le nez épaté, les joues grosses, les cheveux noirs, plats et gros, et la peau d'un rouge cuivreux. Plusieurs des peuples du Nouveau-Monde ont la tête aplatie, et le menton sans barbe; cela vient, au rapport de quelques voyageurs, de ce que, se trompant sur les vrais caractères de la beauté, ils compriment la tête des enfants en bas âge, et s'arrachent la barbe à mesure qu'elle paraît.

Ils sont naturellement indolents, stupides, et peu capables de réflexion; la haine seule exalte leur humeur sauvage; le désir de la vengeance les porte à la cruauté, et les conduit aux actions les plus intrépides. Ces caractères s'effacent de jour en jour par le mélange des Américains et des Européens.

Telles sont les divisions reconnues dans le genre humain; chaque race a son caractère particulier, ainsi qu'on vient de le voir; mais des variétés nombreuses sont engendrées par le climat, le genre de vie, les usages sociaux, les mélanges des races entre elles, les accidents de la naissance, et les maladies héréditaires et innées.

PHYSIOLOGIE
DES GENS DU MONDE.

CHAPITRE PREMIER.

DE LA VIE.

De tout être vivant l'admirable structure
Annonce la bonté de la sage nature;
Libérale pour tous, mais sans profusion,
Elle a pour chacun d'eux la même attention :
Dans l'un l'agilité compense la faiblesse;
L'autre a reçu la force, au défaut de l'adresse ;
En mesurant sur eux les secours aux besoins,
Le Créateur fait voir sa sagesse et ses soins.
Il forma leurs ressorts, il régla leurs figures,
Sur les diverses fins qu'ils ont de la nature.
L'insecte le plus vif, le plus lourd animal
Ont, pour y parvenir un avantage égal;
Chacun d'eux est heureux, et jouit de la *vie*,
Sans que l'état d'un autre attire son envie.

Pope, *Essai sur l'homme.*

Par le mot *vie*, on a défini le mode d'existence propre aux corps organisés. Mais dans la nature tous les corps ne jouissent pas de la vie au même degré; ainsi *les plantes* ne vivent pas de la même manière que *les animaux*; et parmi les animaux il est encore des différences dans la vie, par rapport à leur structure et à leurs facultés. Enfin, sur l'échelle de la vie, divisée par degrés pour chaque espèce, c'est l'*homme* qui tient le premier rang.

Les attributs de la vie, ou les *propriétés vitales*, sont au nombre de trois

1° La Caloricité;
2° La Sensibilité;
3° La Motilité.

1° *De la Caloricité ou chaleur animale.*

La caloricité, ou la chaleur animale, est cette faculté par laquelle le corps de l'homme se maintient dans la température qui lui est propre, et résiste aux degrés extrêmes de chaud et de froid de l'atmosphère.

La caloricité commence avec la vie, et elle en est le signe le plus certain. Son existence est une des conditions principales du développement et de l'exercice de la *sensibilité* et de la *motilité*.

2° *De la Sensibilité.*

Toute impression, *sentie* ou *éprouvée* est un effet de la *sensibilité* mise en exercice. Ainsi le plaisir détermine la joie; la peine fait couler nos larmes; la douleur, soit de l'âme, soit du corps, nous arrache des cris; et l'évanouissement en abolissant la sensibilité, suspend nos facultés et nous plonge dans un état semblable à celui de la mort.

La sensibilité peut être *morale* ou *physique:* ainsi l'individu qui ne pourra pas supporter les plus légères peines de l'esprit ou de l'âme, sans se livrer au désespoir, résistera aux douleurs d'une opération chirurgicale, sans proférer la moindre plainte. Souvent le contraire a lieu: et bien des gens, qui crieraient en se faisant une égratignure, ne versent pas une larme à la mort de leurs amis; si cette *insensibilité*, que l'on a qualifiée de *dureté de cœur*, fait le bonheur de ceux qui l'ont en partage, elle est le fléau de la société.

C'est à l'exquise sensibilité des femmes qu'il faut attribuer leurs heureuses qualités et leurs légers défauts. C'est elle qui rend leurs impressions plus superficielles que profondes, plus vives que durables. C'est elle encore qui livre leur cœur à toutes les émotions douces et tendres, contre lesquelles la vertu ne résiste pas toujours. C'est elle surtout qui leur donne ce tact si sûr, si fin, si délicat, qui, devançant pour ainsi dire leur jugement, leur fait pressentir et presque deviner tout ce qu'elles ont intérêt de connaître.

La sensibilité diminuant avec l'âge, semble se concentrer dans les organes digestifs; c'est sans doute à cette cause qu'il faut attribuer l'égoïsme des vieillards qui, indifférents pour tout ce qui les entoure, ne vivent plus que pour satisfaire leur gourmandise.

3° *De la Motilité.*

La faculté qu'ont nos organes d'exécuter des mouvements constitue la *motilité*, que l'on divise en *contractilité* ou faculté de se contracter, et en *extensibilité* ou faculté de s'allonger ou de se dilater.

La motilité est encore *volontaire* ou *involontaire*.

Elle est *volontaire*, lorsqu'elle est déterminée

par quelques causes externes, ou par l'influence du cerveau. Ainsi, la succion d'un enfant à la mamelle détermine, chez la femme, le gonflement du mamelon; la vue d'un objet dégoûtant provoque les contractions de l'estomac et fait vomir, etc.

La motilité est *involontaire* lorsqu'elle a lieu sans la participation du cerveau et des agents extérieurs. Par exemple, le *cœur* est continuellement en mouvement, et rien, que la mort, ne peut suspendre le cours de ses battements. Les poumons sont encore au nombre des organes dont la motilité ne peut être interrompue quelques moments, sans que la vie ne coure les plus grands dangers. La motilité est donc, pour ainsi dire, la vie particulière de chacun de nos organes, et la condition absolue de leur intégrité.

On voit, d'après ce que nous venons de dire, que, chez l'homme, la vie ne pourrait être sans la caloricité, qui en est *la chaleur;* sans la sensibilité, qui en est *le sentiment;* et sans la motilité, qui en est *le mouvement.*

CHAPITRE II.

DE LA LOCOMOTION.

Si, dans le corps humain, chaque membre rebelle
A ce que lui prescrit une loi naturelle,
A d'autres fonctions se voulait attacher,
Si le pied voulait voir, si l'œil voulait marcher.
Si la main, au travail uniquement bornée,
Prétendait de la tête avoir la destinée,
Enfin, si chacun d'eux se faisait un tourment
D'obéir à l'esprit dont il est l'instrument,
Quelle confusion! . . . .

Pope, *Essai sur l'homme.*

On donne le nom de *locomotion* aux actions volontaires par lesquelles le corps se met en mouvement et se déplace, soit en totalité, soit dans quelques-unes de ses parties; comme, par exemple, en marchant, en dansant, etc.

Les organes de la commotion sont *les os* et *les muscles.*

Les os sont la charpente du corps, et forment, par leur assemblage, ce que l'on appelle, *le squelette*.

Le squelette se divise en *tronc* et en *membres*.

Le tronc comprend *la tête*, *la poitrine*, et *le bassin*.

La tête se divise en *crâne* et en *face*.

Le crâne est formé par huit os qui sont : antérieurement, *le frontal*; postérieurement, *l'occipital*; sur les côtés, les deux *pariétaux*, et les deux *temporaux*; et au milieu inférieurement, *l'éthmoïde* et *le sphénoïde*.

La face renferme quatorze os dont six sont pairs : tels sont les os *propres du nez*, les os *unguis*, *malaires*, *maxillaires supérieurs*, *palatins* et les *cornets inférieurs* des fosses nasales; deux sont impairs : tels sont, *le vomer* et l'os *maxillaire inférieur* qui forme le menton et le bas du visage, jusqu'aux oreilles.

Il faut ajouter à ces os, les *dents*, qui sont au nombre de vingt-huit à trente-deux, et l'os *hyoïde*, placé au devant du cou ; c'est cet os qui forme ce que l'on appelle *la pomme d'Adam*.

La poitrine se compose de quarante-neuf

os, qui sont : au milieu et en devant le *sternum*, dont l'extrémité inférieure forme le *bréchet* de l'estomac ; sur chaque côté les douze *côtes ;* et en arrière la *colonne vertébrale*, formée de vingt-quatre os, dont sept composent le *cou*, douze le *dos*, et cinq les *lombes*, vulgairement appelées les *reins.*

Le bassin est formé en devant et latéralement par *les os des hanches ;* et en arrière par *le sacrum* et *le coccyx ;* en tout quatre os.

Les membres supérieurs se composent :

1° De l'*épaule*, formée par deux os, qui sont : en devant la *clavicule* et en arrière l'*omoplate.*

2° Du *bras*, formé par un seul os : l'*humérus.*

3° De l'*avant-bras*, formé par deux os : le *radius* et le *cubitus.*

4° De *la main*, divisée en *carpe*, en *métacarpe* et en *doigts.*

Le carpe présente huit petits os, sur deux rangées, savoir : pour la première rangée, le *scaphoïde*, le *semi-lunaire*, le *pyramidal* et le *pisiforme ;* pour la seconde rangée, le *trapèze*, le *trapézoïde*, le *grand os* et l'*os crochu.*

Le métacarpe est dû à la réunion de cinq os, distingués en *premier*, *second*, *troi-*

sième, *quatrième* et *cinquième*, en commençant à compter par celui qui correspond au pouce.

Chaque *doigt*, excepté le pouce qui n'en a que deux, est formé de trois os nommés *phalanges*.

Les membres inférieurs se divisent en *cuisse*, en *jambe* et en *pied*.

La cuisse a un seul os, le *fémur*.

La jambe en a trois: la *rotule*, qui forme la pointe du genou; le *tibia* et le *péroné*.

Le pied est partagé:

1° En *tarse*, qui comprend sept os en deux rangées, dont la première est formée par l'*astragale* et par le *calcanéum* (os qui forme le talon), et la seconde par le *scaphoïde*, par les trois *os cunéiformes* et par le *cuboïde*.

2° En *métatarse*, dont les os au nombre de cinq se distinguent en *premier*, *second*, *troisième*, *quatrième* et *cinquième*, en commençant à compter par celui qui correspond au pouce.

3° En *orteils* composés chacun de trois *phalanges*, excepté le pouce qui n'en a que deux.

L'union des os entre eux se nomme *articulation* ; elle a lieu au moyen *des ligaments* qui sont formés d'un tissu souple, blanchâtre, luisant et susceptible d'une telle résistance qu'il ne cède qu'aux efforts les plus violents.

Lorsque l'homme est debout il est soutenu sur les talons et sur toute la plante des pieds; lorsqu'il est assis il appuie sur le bas des os des hanches et sur le coccyx; et lorsqu'il est couché sur le dos, il repose sur l'occipital, sur la colonne vertébrale, sur le sacrum et sur les calcanéum.

Les muscles sont beaucoup plus nombreux que les *os* qui les soutiennent.

Les muscles sont formés de paquets fibreux, d'un rouge plus ou moins foncé et constituent chez les animaux, ce que l'on appelle *la chair*, *la viande*.

La forme des muscles est accommodée à celle des parties qu'ils occupent: ainsi il y en a de *longs* à la colonne vertébrale et aux membres; de *larges* à la poitrine et au ventre; de *courts* au pied et à la main.

Les muscles possédant au plus haut degré

la propriété de se contracter, de se raccourcir, servent à mettre les os en mouvement. Aussi, vu leurs fonctions, les muscles sont distingués en *fléchisseurs*, quand ils servent à faire plier; en *extenseurs*, quand ils servent à étendre, à allonger; en *élévateurs*, quand ils servent à élever; en *abaisseurs*, quand ils servent à abaisser et en *adducteurs* ou *abducteurs*, lorsqu'ils servent à faire mouvoir *en dehors* ou *en dedans* les parties auxquelles ils sont attachés.

La contraction des muscles a lieu par le plissement transversal de leurs fibres: dans cette action le milieu du muscle, ou sa partie la plus charnue, se gonfle, s'arrondit et devient plus courte: alors les extrémités du muscle appelées *tendons* ou *aponévroses*, suivant qu'elles sont rondes ou plates, attirées vers le centre, entraînent les os, auxquels elles sont attachées, et le mouvement s'opère.

Les os et les muscles servent donc concurremment aux *attitudes immobiles*; aux *mouvements partiels*; aux *mouvements progressifs* ; à la *nage* et au *coucher*. Ces différentes actions s'exécutent d'après les lois de la mécanique, dont la théorie des leviers est un des principaux fondements (1).

Attitudes immobiles.

Les attitudes immobiles sont : la station, la position sur les genoux et la position assise.

Dans la *station*, l'homme est debout sur ses pieds ; pour qu'il puisse conserver cette position, il faut qu'une ligne perpendiculaire traverse le milieu du corps dans toute sa longueur et vienne tomber au milieu de l'espace qui se trouve entre ses deux talons.

Si le haut du corps s'éloigne de cette ligne *de gravité*, l'aplomb est perdu et l'homme est

(1) On appelle *levier* une tige plus ou moins solide, à l'aide de laquelle une *puissance* peut, par le secours d'un *point d'appui*, vaincre une *résistance*.

On distingue trois genres de levier : dans le premier, le point d'appui est au milieu, la puissance et la résistance sont aux extrémités ; dans le second, c'est la résistance qui est au milieu ; dans le troisième, c'est au contraire la puissance. La distance qu'il y a de la puissance, ou de la résistance au point d'appui, s'appelle *bras du levier*. La longueur du bras du levier, de la puissance et de la résistance, détermine leurs degrés de force et de vîtesse.

obligé de tomber ou de mouvoir ses bras et ses pieds, pour rétablir l'équilibre.

La facilité de se tenir debout et de marcher sur deux pieds, assure à l'homme l'avantage qu'il a sur les animaux, 1° de tirer un plus grand parti de ses sens, à cause de leur élévation et de leur direction en avant; 2° d'employer ses membres supérieurs à des usages liés directement à son industrie. La position sur *les genoux* et la position *assise*, ne sont que des changements dans la station qui en varient la *résistance*, la *puissance* et le point d'*appui*.

Mouvements partiels.

Les membres supérieurs et les inférieurs exécutent des *mouvements partiels* qui sont les éléments de presque toutes les actions corporelles.

Ces mouvements varient suivant chaque partie: ainsi la main se ferme pour prendre; le bras s'étend pour repousser, ou se replie quand il veut attirer ce que la main tient, etc.

Les doigts des pieds ne servent point pour prendre et ne sont pas disposés pour cela; cependant on a vu des individus, n'ayant pas de mains, se servir de leurs pieds pour tenir une plume ou un crayon, et par ce moyen, écrire et dessiner avec beaucoup de facilité et de correction. On cite même un jeune garçon qui avait tellement exercé son pied qu'il s'en servait pour saisir sa cuiller ou sa fourchette, et la portant à sa bouche, prenait ainsi ses repas avec autant de dextérité que tout autre qui se serait servi de la main.

Les *gestes* sont des mouvements partiels qui peuvent remplacer la parole lorsqu'elle nous manque, ou lorsque nous sommes trop loin pour la faire entendre.

C'est au moyen des gestes de convention, et d'un alphabet formé avec les doigts, que les *sourds* et *muets* se communiquent leurs pensées.

Cet alphabet fort ingénieux et qui peut être utile à bien des gens, nous a paru assez curieux pour être reproduit.

(Voyez la planche première.)

Pour compléter les signes manuels, nous donnerons ici ceux dont *les Chinois* se servent pour se parler de loin ; ces signes qui nous ont été communiqués par une personne qui pendant long-temps a fréquenté les Chinois, n'ont jamais été publiés.

(Voyez la planche deuxième.)

Mouvements progressifs.

Les mouvements progressifs sont la marche, le saut et la course.

La *marche* est le mode de progression le plus ordinaire. Elle a lieu toutes les fois que les membres inférieurs parcourent des espaces égaux, et que les muscles se contractent tranquillement et sans secousse : ces espaces franchis sont ce que l'on appelle les *pas*.

L'homme a les pieds plus large qu'aucun autre animal; c'est cette largeur des pieds et leur écartement, qui assurent la marche en nous donnant plus d'aplomb. Les hommes qui ont long-temps navigué, contractent l'habitude de cet écartement des pieds, nécessaire pour se soutenir au milieu du roulis des vaisseaux, et ne peuvent s'en défaire, lorsqu'ils sont à terre, ce qui les rend faciles à reconnaître par leur démarche. Un matelot n'est capable d'un service actif, que lorsqu'il a *le pied marin;*

c'est-à-dire, lorsqu'il s'est habitué à marcher avec assurance sur le pont d'un navire battu par la tempête.

La conformation du pied est nécessaire à la marche; aussi les hommes à *pieds plats* sont constamment de mauvais marcheurs, et cette disposition est un cas de réforme pour le service militaire.

Du Saut.

Le saut est dû au redressement subit et brusque des membres inférieurs qui avaient été d'abord fléchis. Comme le sol ne se laisse point déprimer par les pieds, lorsque les membres s'étendent subitement, le corps qui s'était abaissé, est relevé soudainement par ces derniers qui le lancent, pour ainsi dire, en l'air : cet effet a été ingénieusement comparé à la détente d'un ressort.

Chez tous les animaux *sauteurs* les membres de derrière sont plus longs que ceux de devant. Les sauterelles par cette disposition, sautent un espace de deux cent fois la longueur de leur corps.

La puce saute encore plus loin; aussi les

Arabes appellent-ils cet insecte le *père du saut.*

La Course.

Le mécanisme de la course se compose de celui de la marche et de celui du saut; elle ressemble d'avantage au dernier qu'au premier de ces mouvements; c'est pourquoi des auteurs l'ont définie une suite de sauts bas. Les meilleurs coureurs sont ceux qui ont la plus grande *force d'haleine*, c'est-à-dire qui peuvent soutenir leur respiration le plus long-temps. On a vu des coureurs de profession égaler en vîtesse le cheval le plus agile.

La course prolongée détermine souvent le gonflement de la *rate*, d'où résulte une douleur subite, connue sous le nom de *point de côté.* Les coureurs, pour empêcher cet inconvénient, se serrent le ventre avec une ceinture.

De la Nage.

Il est peu d'animaux qui se soutiennent plus difficilement que l'homme à la surface de l'eau. La pesanteur de son corps ne surpasse cependant pas de beaucoup celle d'un égal volume d'eau; quelquefois même, lorsque l'individu est très-gras, cette pesanteur est la même. Aussi observe-t-on que les personnes qui ont beaucoup d'embonpoint ont moins d'efforts à faire pour surnager.

La tête dont la pesanteur relative est très-considérable, est le principal obstacle à la facilité de la natation, et ce n'est point sans peine que les nageurs soutiennent leur tête hors de l'eau, afin de pouvoir respirer.

La force avec laquelle il faut frapper l'eau pour pouvoir nager et la rapidité des mouvements qui doivent se succéder pour soutenir le corps, rendent raison de la fatigue qui résulte de cet exercice.

La grenouille exécute en nageant les mêmes mouvements que l'homme; on présume que c'est elle qui lui a servi d'exemple pour l'art de la natation.

On emploie pour la pêche des perles, des nageurs qui sont tellement exercés à plonger au fond de l'eau, qu'il en est, dit-on, qui parviennent à y rester pendant dix minutes.

Du Coucher.

Le corps de l'homme étendu sur un plan

horizontal, repose dans quatre positions, suivant qu'il porte sur le dos, sur le ventre ou sur l'un des deux côtés. Les Latins exprimaient les deux premières positions par les termes de *supination* et de *pronation*.

Le coucher sur le côté droit est la position la plus ordinaire pendant le sommeil : un très-petit nombre d'hommes peuvent dormir sur le côté gauche : cela dépend du foie, qui, appuyant sur l'estomac, refoule les poumons, gêne la respiration et trouble le sommeil par des songes pénibles.

Le coucher sur le dos, peu ordinaire dans l'état de santé, est naturel dans plusieurs maladies ; il indique généralement une grande faiblesse de poitrine. Les enfants très-jeunes et les vieillards préfèrent cette situation qui facilite leur respiration.

Le coucher sur le ventre est contraire au repos en ce qu'il gêne la respiration et fait éprouver un sentiment d'angoisse connu sous le nom d'*incube*. On ne voit guère que les gens ivres dormir dans cette situation.

Les diverses positions du coucher étant principalement relatives à la plus ou moins grande facilité de la respiration, on doit donc observer la situation dans laquelle elle est la moins gênée, et avoir soin de prendre cette même situation chaque soir en se couchant, pour éviter le *cauchemar*, ou le réveil en *sursaut*, qui sont toujours le résultat de l'étouffement.

CHAPITRE III.

DE LA VOIX ET DE LA PAROLE.

Des sociétés temporelles
Le premier lien est la *voix*,
Qu'en divers sons l'homme, à son choix,
Modifie et fléchit pour elles.
J. B. ROUSSEAU.

LA *voix* est un son, résultant des vibrations que l'air, chassé des poumons, éprouve en traversant le gosier et la bouche. De ce son, articulé par les mouvements de la langue et des lèvres, naît *la parole*. Tous les animaux pourvus de poumons, ont de la voix.

L'instrument de la voix est le *larynx*, espèce de boîte cartilagineuse placée à la partie supérieure et antérieure du cou et recouverte par la peau. C'est le larynx qui forme, par sa saillie, ce que l'on appelle *la pomme d'Adam*.

Dans l'intérieur du larynx existent quatre replis membraneux appelés *cordes vocales*, séparées par un espace allongé et concave appelé *ventricule* du larynx.

On a donné le nom de *glotte* à l'ouverture supérieure du larynx; lorsque nous avalons des liquides, ou des aliments, pendant leur passage, la glotte est fermée par un repli triangulaire fibro-cartilagineux, appelé *épiglotte*, qui se trouve à la base de la langue, et qui sert comme de couvercle à la glotte pour empêcher aux aliments d'y entrer.

Pour produire la voix, l'air chassé par les poumons, s'élève avec rapidité dans le larynx; resserré en traversant la glotte, il entre en vibration et raisonne dans les ventricules; les cordes vocales frémissent légèrement, et donnent à la voix, par leur mollesse et leur forme arrondie, le *timbre* particulier qui la distingue dans chaque individu.

La voix de l'homme est d'autant plus forte que sa poitrine présente une plus grande capacité; elle faiblit toujours après les repas, parce que l'estomac, distendu par les aliments, empêche le mouvement des poumons. Lorsque la voix est *nasillarde*, on dit que la personne *parle du nez;* mais au contraire, c'est parce que la voix ne peut pas traverser librement les fosses nasales, que l'on nasille.

La *parole* est la voix articulée. La langue en est l'organe principal: cependant, les lèvres, les dents, le palais, le nez, concourent encore à l'articulation des sons et à la prononciation des mots.

Lorsque la langue n'est pas libre dans ses mouvements, il en résulte une difficulté dans la prononciation, que l'on désigne sous le nom de *bégaiement*.

Des modifications de la voix résultent les *lettres,* que les grammairiens distinguent en voyelles et en consonnes.

Les *voyelles* ne sont autre chose que le son vocal légèrement modifié en traversant la bouche.

Les *consonnes* exigent le concours d'un plus grand nombre de parties; aussi leur a-t-on donné le nom des organes qui servent à les former; de là leur distinction en

Labiales (lorsque ce sont les *lèvres* qui servent à les articuler).

Linguales (quand c'est la *langue*).

Nasales (lorsque le *nez* y participe).

Gutturales (quand la modulation vient du *gosier*).

Les *langues* qui contiennent le plus de voyelles dans leurs mots, comme le grec, le latin, l'italien etc, sont les plus faciles à prononcer. Celles au contraire, dans lesquelles les consonnes surchargent les mots, telles que l'allemand et l'anglais, sont d'une prononciation pénible.

Le *chant* consiste dans les modulations variées que la voix reçoit à l'instant même où elle est produite.

La parole est propre à notre espèce. Les mots, dont elle se compose, sont dictés par l'intelligence. Par le secours de la parole, l'homme agrandit le cercle de ses rapports sociaux, cultive son esprit et multiplie ses connaissances.

De toutes les modulations que l'on peut faire éprouver à la voix, la plus surprenante est celle désignée par le nom d'*engastrimysme*, et plus généralement connue sous celui de *ventriloquie*.

Dans ce jeu de l'organe de la voix, les sons

semblent sortir de l'estomac ou du ventre, et paraissent même être articulés dans ces cavités.

L'erreur du vulgaire a accrédité pendant long-temps, que les *ventriloques* étaient différemment conformés que les autres hommes; mais à mesure que l'anatomie a fait des progrès, et que la connaissance de la structure des organes en a précisé les effets, la vérité s'est répandue et l'on sait maintenant que les *engastrimystes* ne produisent des sons sourds et comme éloignés, qu'*en étouffant la voix lors de sa sortie du larynx, et pendant une expiration longue et soutenue;* ils parlent pour ainsi dire dans la gorge, en empêchant l'air de sortir par la bouche: ce qui explique la fatigue qui résulte de cet exercice, qui produit quelquefois le crachement de sang.

Il est donc démontré que personne ne naît avec une disposition d'organe particulière à la ventriloquie, et que tout le monde pourrait devenir ventriloque, en s'y exerçant. Cependant la flexibilité des cartilages du larynx et de la trachée-artère, sont des conditions nécessaires à la facilité et au succès de cet art.

Les auteurs les plus anciens ont connu cette

manière de parler ; Hippocrate en fait mention dans le cinquième livre des Épidémies, et ce grand observateur, trompé par les préjugés de son siècle, a cru qu'il existait des hommes doués de la facilité de parler du ventre.

Bordeu, savant critique du seizième siècle, raconte l'histoire d'un valet de chambre de François Ier nommé Louis Brabant, lequel, au moyen de la ventriloquie, persuada à la mère d'une demoiselle qu'il désirait épouser, de la lui donner en mariage pour délivrer des flammes du purgatoire le père de la jeune personne, mort depuis plusieurs années; la veuve, effrayée par la prétendue voix, consentit au mariage.

Ce même Brabant, profitant de son talent de ventriloque, parvint à escroquer dix mille écus à un certain Cornu, banquier à Lyon; et qu'on citait pour son extrême avarice. Brabant évoqua l'ombre du père du banquier; la voix du défunt se fit entendre; elle suppliait son fils de donner la somme en question, qui était nécessaire au salut du mort. La piété du banquier l'emporta sur son avarice, et le fourbe Brabant reçut l'argent qu'il convoitait.

L'abbé de la Chapelle a publié vers la fin du dix-huitième siècle, un ouvrage sur la ventriloquie, et dans lequel il donne des détails curieux sur un nommé *Saint-Gilles*, épicier à Saint-Germain-en-Laye. Cet homme avait porté à une grande perfection l'art de l'engastrimysme. Il n'en abusait point, ainsi que Brabant, pour tromper le public, mais s'en servait afin d'amuser les curieux, et quelquefois pour rendre service. Voici une anecdote qui, tout en prouvant le bon usage que Saint-Gilles faisait de son talent, prouve combien le merveilleux a d'empire sur l'esprit de la plupart des hommes.

Un jeune homme, marié depuis trois ans, vivait dans le meilleur accord avec sa femme, lorsqu'une étrangère vint lui inspirer une passion criminelle, et lui fit abandonner son épouse. On essaya vainement de ramener ce jeune homme à son devoir; il était sourd à toutes les remontrances, et persistait dans sa mauvaise conduite, lorsque Saint-Gilles entreprit de le convertir; pour y parvenir, il l'attire dans un lieu isolé et lui fait entendre ce discours solennel : « Jeune homme, tu outrages et l'hy-« men et les bonnes mœurs; tes parents solli-

« citent contre toi une lettre de cachet ; si tu « ne rentres promptement dans ton devoir, tu « périras dans une prison, et après ta mort tu « seras livré aux flammes éternelles. »

Le coupable effrayé chercha long-temps et inutilement d'où pouvait partir cette voix ; persuadé qu'elle tenait du prodige, il alla se jeter aux pieds de son épouse et y abjura son erreur.

De nos jours, Borel et Fitz-James ont pendant long-temps au Palais-Royal amusé tous les soirs un nombreux auditoire, par les tours plaisants, qu'au moyen de la ventriloquie, ils jouaient aux dupes, que chacun s'empressait d'amener pour être témoin de leur mystification.

Mais de tous les ventriloques connus jusqu'à ce jour, c'est M. Comte, physicien du roi, qui a produit les effets les plus surprenants. Doué d'une facilité extraordinaire pour changer sa voix, il est parvenu à en articuler des sons, sans remuer les lèvres; par ce moyen, qui lui permet de prolonger la voix ventriloque en laissant voir son visage immobile, il complète l'illusion au point de faire croire à la réalité.

Dans ses voyages, M. Comte s'est souvent servi de l'engastrimysme pour faire des scènes de ventriloquie, dont la vérité, en le faisant présumer d'intelligence avec le diable, a failli, plus d'une fois, lui devenir funeste.

Non content d'employer les prestiges de la ventriloquie pour tromper ses semblables, M. Comte est parvenu à abuser même les animaux : lié d'amitié avec le docteur *Montègre*, quelque temps après la mort de ce savant médecin, M. Comte, se trouvant dans la maison du défunt, imita devant son chien la voix du maître qu'il venait de perdre; cet animal, devenant comme fou du plaisir de s'entendre appeler par la voix qu'il croyait celle de Montègre, parcourait le jardin, le labyrinthe et toute la maison, à mesure que M. Comte semblait faire sortir la voix de ces divers lieux, en poussant des hurlements affreux, chaque fois qu'une porte s'opposait à son passage. Ce chien fidèle passa encore une partie de la journée, après le départ de M. Comte, à chercher son maître, tant il était persuadé sans doute de l'avoir entendu.

Dans le nombre des scènes plaisantes que

M. Comte a pu faire, au moyen de la ventriloquie, nous citerons l'une des plus récentes :

Appelé comme témoin au palais de justice, M. Comte s'y rendit à neuf heures du matin, ainsi que l'indiquait la lettre de convocation. Se trouvant avec les autres témoins, depuis trois quarts d'heure, et remarquant que plusieurs d'entre eux s'impatientaient d'attendre, et qu'aucun ne le connaissait, il va ouvrir une porte, et faisant semblant de parler à un huissier : il lui demande s'ils seront bientôt appelés? *Non, monsieur*, répond une voix qui paraît venir de la pièce voisine, *la cause est remise à une heure de l'après-midi, et vous avez tout le temps d'aller déjeuner*. A ces mots, tous les témoins abusés, profitant de la permission, sortent de la salle. Mais, peu de temps après, un véritable huissier vient les appeler, et ces messieurs faisant défaut, sont condamnés à l'amende. A leur retour, les témoins, informés de ce qui s'était passé en leur absence, font des réclamations auprès de la cour, assurant, en désignant M. Comte, que c'était à ce monsieur, que l'huissier avait répondu que la cause était remise à une heure.

Le procureur du roi, se doutant alors de quelques tours de ventriloquie, fit commuer l'amende des témoins en une seule, de dix francs, qui serait payée par M. Comte, pour lui apprendre à ne plus plaisanter avec la justice.

Il y a tout lieu de croire que les révélations surnaturelles que l'on cite des temps plus reculés, et qui en imposèrent aux peuples et quelquefois aux rois, furent faites par des ventriloques qui profitaient de l'ignorance et de la superstition pour servir l'imposture.

CHAPITRE IV.

DES SENSATIONS.

Si l'œil, du microscope imitant les effets,
Dans le même degré grossissait les objets,
De quoi nous servirait une semblable vue?
Sur de petits objets bornant son étendue,
L'œil verrait d'un ciron les ressorts curieux,
Et ne jouirait plus du spectacle des cieux.
Donnez à tous les sens plus de délicatesse,
Du toucher, par degré, augmentez la finesse
Sensible au moindre choc, tremblant au moindre effort,
L'homme craindrait toujours la douleur ou la mort.

POPE, *Essai sur l'homme.*

On entend par *Sensations*, toute impression agréable ou pénible, qui résulte de la sensibilité mise en action.

Les sensations ont leur siége:

1° Dans les organes intérieurs, qui transmettent au cerveau des sentiments obscurs plus ou moins agréables ou douloureux: tels sont, par exemple, les *sentiments* que provoquent la faim et la soif, et ceux qui résultent de la plénitude de l'estomac, etc.

2° Dans les organes extérieurs, qui sont le siége des *sensations* proprement dites; celles-ci comprennent l'Ouïe (ou l'audition), la Vue (ou la vision), l'Odorat (ou l'olfaction), le Goût (ou la gustation), le Toucher (ou le tact).

De l'Audition (ou l'Ouïe).

L'audition est la sensation par laquelle nous acquérons la connaissance des sons.

On donne le nom de *son* (1) à l'effet que nous éprouvons lorsque les vibrations d'un corps élastique frappent nos oreilles; l'oreille est donc l'organe de l'audition. On a divisé cet organe en trois parties qui sont: 1° l'oreille externe; 2° l'oreille moyenne; 3° l'oreille interne.

---

(1) La propagation du son se fait en ligne droite, et avec une telle vîtesse, qu'il parcourt dans l'atmosphère 173 toises par seconde. Lorsqu'il rencontre quelque surface solide sur son passage, il est réfléchi sous un angle égal à celui d'incidence; ce qui donne naissance au phénomène qu'on appelle *écho*.

L'oreille externe comprend l'oricule et le conduit auditif externe.

L'oricule est ce que l'on désigne vulgairement par le nom d'*oreille*.

Les éminences et les enfoncements qu'elle présente, sont, en procédant d'arrière en avant et de haut en bas, *l'hélix* et la *rainure de l'hélix; l'anthélix* et *la fosse naviculaire; l'antitragus* et la *conque;* au devant de la conque est le *tragus ;* et au-dessous le *lobule*, qui termine inférieurement l'oreille. C'est le milieu du lobule que l'on perce ordinairement pour passer les boucles d'oreilles.

Le conduit auditif externe commence au fond de la conque; il se dirige obliquement d'arrière en avant, et de dehors en dedans; son fond est bouché par la *membrane du tympan.* La peau qui le tapisse, est parsemée de follicules sébacés, d'où sort le *cérumen,* espèce d'humeur jaunâtre, d'une saveur très-amère.

L'oreille moyenne, à laquelle on a donné le nom de *caisse du tympan*, est une cavité hémishérique, creusée dans l'os temporel, et séparée du conduit auditif externe par la membrane du tympan.

La caisse du tympan contient les quatre *osselets* de l'ouïe, qui sont: le *marteau*, l'*enclume*, le *lenticulaire* et l'*étrier*. Trois muscles infiniment petits font mouvoir ces osselets.

L'oreille interne, ou *labyrinthe*, comprend trois espèces de cavités qui sont, en arrière, les *canaux semi-circulaires;* au milieu, le *vestibule;* en avant, le *limaçon.*

Ces trois cavités communiquent entre elles, et sont remplies d'un fluide particulier, appelé *lymphe de Cotunni*, qui occupe aussi les *aqueducs*, petits conduits osseux et membraneux qui aboutissent au vestibule et au limaçon.

Voici maintenant de quelle manière on explique le mécanisme de l'audition :

Les *rayons sonores* qui tombent sur l'*oricule*, se rassemblent dans la *conque*, d'où ils passent dans le *conduit auditif externe*; concentrés dans ce conduit, ils se propagent jusqu'à la *membrane du tympan*, dont ils déterminent l'ébranlement. Celle-ci se tend ou se relâche, suivant que le son est *aigu* ou *grave.*

L'ébranlement de la membrane du tympan détermine l'agitation des *osselets de l'ouïe* et la vibration de l'air contenu dans la *caisse du tympan*; il en résulte une secousse qui est reçue par la *lymphe de Cotunni*, qui la transmet aux filets du *nerf auditif*, sur lesquels enfin se produit l'*audition*.

Le sens de l'ouïe a reçu avec raison le nom de sens de l'intelligence.

De la vision (ou la vue).

L'œil est l'organe du sens de la vision; on a donné le nom de vision aux effets que produit la lumière sur l'œil.

La lumière est un fluide impalpable, dont les rayons se meuvent avec une telle vîtesse, qu'ils peuvent franchir, en une seconde, soixante-douze mille lieues, puisque d'après les calculs de Roëmer, et les tables de Cassini, ils parcourent, en sept à huit minutes, les trente-trois millions de lieues qui nous séparent du soleil.

La lumière se nomme *directe*, *réfléchie* ou *réfractée*, suivant qu'elle vient du corps lumineux à l'œil sans rencontrer aucun obstacle; ou lorsqu'elle est renvoyée à cet organe par un corps opaque; ou bien que sa direction a été changée en traversant des milieux transparents de densité inégale.

Un rayon de lumière réfracté par le moyen d'un prisme de verre, produit *le spectre solaire*, en se décomposant en sept rayons qui sont: le *rouge*, l'*orangé*, le *jaune*, le *vert*, le *bleu*, le *pourpre*, et le *violet*. Leur réunion forme le *blanc*; de leur absence totale résulte le *noir*. De tous ces rayons, c'est le rouge qui produit sur les yeux la plus vive impression; c'est sans doute ce sentiment qui porte les peuples sauvages à rechercher avec empressement les étoffes teintes en rouge. Jadis c'était la couleur du manteau des rois.

Le *vert*, au contraire est une couleur qui repose la vue; aussi la nature semble-t-elle l'avoir répandue à ce dessein sur la plus grande partie de la surface du globe.

Plus un corps est *blanc*, plus il réfléchit la lumière; lorsqu'il est *noir*, il l'absorbe entièrement. C'est pour cela que Francklin conseillait aux habitants des pays chauds de n'aller au soleil qu'avec des chapeaux et des vêtements blancs.

L'organe de la vue est formé de deux parties bien distinctes, l'une qui sert à le préserver, tels que les sourcils, les paupières et les voies lacrymales; et l'autre par laquelle s'exécutent les phénomènes de la vision, et qui constitue le *globe de l'œil* proprement dit.

Les sourcils sont deux éminences formées par des poils, et destinées à préserver l'œil d'une lumière trop vive, et à le garantir de la sueur du front qui pourrait couler dessus; les sourcils remplissent d'autant mieux ces conditions, qu'ils forment une saillie plus considérable, et que leur couleur est plus foncée.

Les paupières sont deux voiles mobiles, tendues au devant de l'œil, et qu'alternativement elles recouvrent et laissent à découvert. Leurs bords libres sont tendus par les *cartilages tarses*, et la vivacité de leurs mouvements dépend des muscles qui entrent dans leur structure. La face interne des paupières est recouverte par la *conjonctive*, membrane de nature muqueuse, qui se réfléchit sur le devant de l'œil, et forme vers son angle interne, un repli triangulaire, appelé *membrane clignotante.*

Les paupières sont assez minces pour qu'on

puisse distinguer le jour à travers, lorsque les yeux sont fermés; c'est pour cela que le retour de la lumière doit être compté parmi les causes déterminantes du réveil, et que l'on doit laisser dans une obscurité profonde les malades qui ont besoin de dormir.

Les paupières sont bordées de petits poils appelés *cils*, qui servent à empêcher que les insectes, ou autres corps légers, voltigeant dans l'air, ne s'insinuent entre le globe de l'œil et les parties qui le recouvrent.

L'usage des paupières est de reposer l'œil, en le soustrayant à la lumière, et d'étendre également, sur sa surface, les larmes qui servent à l'entretenir continuellement mouillé.

Les *larmes* sont produites par une petite glande dite *lacrymale*, et qui est située dans une fossette à la partie antérieure et externe de la voûte osseuse de l'orbite.

Toutes les causes irritantes qui agissent sur l'œil, soit physiquement comme l'inflammation, le vinaigre, etc., soit moralement, telles que la joie, le chagrin, etc., déterminent une surabondance dans la sécrétion des larmes, qui alors coulent sur les joues, et nous *pleurons*.

Les larmes sont une liqueur mucoso-séreuse, un peu plus pesante que l'eau distillée, inodore, salée, et contenant de la soude, du muriate et du carbonate de soude, et très-peu de phosphates de soude et de chaux.

La chassie, humeur grasse et huileuse, séparée par les glandes de Meïbomius, enduit les bords libres des paupières, prévient la chûte des larmes sur la joue, et remplit le même usage que les corps gras dont on frotte les bords d'un vase, rempli au-dessus de son niveau, d'un liquide dont on empêche ainsi l'épanchement.

Arrivées à l'angle interne des paupières, les larmes s'amassent dans le *sac lacrymal*, petit espace résultant de l'écartement des bords par la *caroncule lacrymale;* ce dernier corps, longtemps regardé par les anciens comme l'organe sécréteur des larmes, n'est qu'un amas de cryptes muqueux, de même nature que les glandes de Meïbomius, et sécrétant, comme elles, une humeur suifeuse qui enduit le bord libre des paupières, dans leurs portions voisines de la commissure interne.

Vers l'union interne des bords supérieur

et inférieur des paupières, s'élèvent deux petits tubercules, percés d'un trou à leur sommet; ce sont les *points lacrymaux*, distingués en *supérieur* et *inférieur*, comme les paupières auxquelles ils appartiennent. Ces petites ouvertures, dirigées en dedans et en arrière, plongent sans cesse dans les larmes accumulées, les absorbent en les pompant, et les font passer dans le *sac lacrymal*, au moyen des *conduits lacrymaux*, dont elles ne sont que les orifices extérieurs.

Arrivées dans le sac lacrymal, les larmes coulent dans le *canal nasal* (qui, comme son nom l'indique, communique avec le nez), et tombent dans les *fosses nasales*, où elles se mêlent au *mucus nasal*, dont elles augmentent la quantité en le rendant plus fluide.

Du globe de l'œil.

La forme du globe de l'œil est presque sphérique. Sa partie antérieure est recouverte par les paupières; sa partie postérieure est appuyée sur une graisse mollasse qui remplit le fond de l'orbite, et environne les muscles de l'œil qui servent à lui imprimer ses mouvements.

La grosseur de l'œil varie suivant les sujets:

en général, dans l'adulte, son diamètre de devant en arrière, a depuis dix jusqu'à onze lignes; ses autres diamètres ont une ligne de moins. Dans la femme, l'œil est toujours un peu moins grand que dans l'homme. Le volume de cet organe, considéré dans ses rapports avec les autres parties du corps, est plus grand dans l'enfance que dans l'âge adulte.

Le globe de l'œil est composé de membranes et d'humeurs. Les membranes qui forment l'enveloppe de l'œil sont la *cornée transparente*, la *sclérotique* et la *choroïde*; les humeurs sont l'*humeur aqueuse*, le *cristallin* et l'*humeur vitrée*.

Le globe de l'œil peut être considéré comme une *chambre noire* divisée en trois parties : la première, formée en devant par la cornée transparente (que le vulgaire appelle *la prunelle*), contient l'humeur aqueuse, au fond de laquelle on voit *l'iris*, espèce de cloison membraneuse, d'où dépend la couleur de la prunelle, et qui est percée d'une ouverture arrondie appelée *pupille*, qui se dilate ou devient plus étroite, suivant que l'iris se resserre ou s'étend (1).

(1) La pupille est obstruée chez le *fœtus* jusqu'au sep-

La seconde partie est formée par le *cristallin*, petit corps transparent, qui a la forme d'une lentille, et qui se trouve placé derrière la pupille. Dans la maladie de l'œil, appelée *cataracte*, c'est le cristallin qui perd sa transparence et devient opaque, d'un blanc jaunâtre.

La troisième partie est remplie par l'humeur vitrée, depuis la face postérieure du cristallin jusqu'au nerf optique, qui occupe tout le fond du globe de l'œil, en formant par son épanouissement *la rétine*, qui est l'organe immédiat de la vision.

Mécanisme de la vision.

De tous les points d'un objet éclairé partent des *cônes* de lumière, dont la base s'appuie sur la *cornée transparente*; mais afin de rendre plus intelligible l'explication du mécanisme de la vision, il faut supposer trois cônes lumineux partant de l'objet placé vis-à-vis de l'œil: un pour le milieu de l'objet, et deux pour ses extrémités. Chacun de ces cônes a trois rayons

tième mois de la gestation, par une membrane grisâtre, appelée *pupillaire;* à cette époque, elle se déchire et disparaît complètement.

principaux : un central qui en est l'axe, et deux qui en forment les côtés.

Le rayon central du cône moyen est nommé *axe visuel* ou *optique*. Comme il tombe perpendiculairement sur la cornée, il traverse tout l'intérieur de l'œil, et arrive à la *rétine* sans avoir éprouvé aucune réfraction. Les deux rayons latéraux du même cône, qui ont une direction oblique, sont réfractés et rapprochés du rayon central, en traversant la cornée qui est convexe et dense. L'*humeur aqueuse* leur conserve cette première convergence. Ils franchissent la *pupille*, et passent à travers le *cristallin*, où ils éprouvent une convergence beaucoup plus grande que la première. Ils traversent l'*humeur vitrée* qui la leur conserve encore, et vont enfin tomber sur le même point de la *rétine*, qui en reçoit l'impression, la transmet au cerveau par le moyen du *nerf optique*, et nous voyons.

Quant aux rayons des deux autres cônes, ils subissent, avant d'arriver à la rétine, des réfractions beaucoup plus grandes, en raison de leur obliquité.

Les physiciens, qui expliquent la vision par

la peinture d'une image au fond de l'œil, sont dans l'erreur; la *vision* ne consiste pas plus dans la peinture d'une image au fond de l'œil, que *l'audition* ne dépend de la répétition des sons dans les anfractuosités de l'oreille. L'une et l'autre sensations s'expliquent plus naturellement par *l'impression* de la lumière et des rayons sonores sur les extrémités des *nerfs optiques* et *auditifs*, qui transmettent cette impression au *cerveau*, centre de toutes nos sensations.

La distance à laquelle l'œil peut distinguer un objet, et que l'on nomme *point de vision*, n'a pas de bornes déterminées: nous voyons avec la même facilité à la distance de deux pieds, comme à celle de deux cents pas. Cependant, si les yeux jouissent d'une force de réfraction trop énergique, soit par la trop grande convexité de la *cornée* et du *cristallin*, la densité plus considérable des humeurs, ou la profondeur excessive du globe, les rayons lumineux, trop tôt réunis, s'entrecroisent, divergent de nouveau, tombent épars sur la *rétine*, et ne produisent qu'une sensation confuse; dans ce vice de la vision, appelé *myopie*, les malades ne peuvent distinguer que les objets très-rapprochés. On remédie à ce défaut de conformation, en portant des lunettes dont les verres sont *concaves*.

Dans la *presbytie*, au contraire, la *cornée* trop applatie, le *cristallin* peu convexe, ou les humeurs de l'œil trop peu abondantes, font que les rayons ne sont pas encore rassemblés lorsqu'ils tombent sur la *rétine*, de manière que les malades ne voient bien que les objets qui sont éloignés. On y remédie en se servant de lunettes dont les verres sont *convexes*.

Quoique l'image de chaque objet se trace en même temps dans chacun des deux yeux, nous n'avons qu'une sensation simple, parce que les deux sensations sont en harmonie ou se confondent, et ne servent, en ajoutant l'une à l'autre, qu'à rendre l'impression plus forte et plus durable. On a remarqué que la vue avait plus de précision et de justesse lorsqu'on ne se servait que d'un œil.

La correspondance d'affection exige la direction des axes optiques sur les mêmes objets; pour peu que cette direction soit dérangée, ce qui dépend souvent de la faiblesse des muscles de l'un des deux yeux, nous *louchons;* c'est ce qu'on nomme *strabisme.*

La *nyctalopie* est une maladie dans laquelle la sensibilité de la *rétine* est tellement exaltée que l'œil a peine à supporter la plus faible lumière, tandis que les malades distinguent aisément les objets dans l'obscurité la plus profonde.

Lorsqu'au contraire la *rétine* est peu sensible, les malades ne peuvent voir qu'au grand jour. Cette lésion de la vue, désignée sous le nom *d'éméralopie* (1), peut être regardée comme le premier degré de la paralysie du nerf optique, connue sous la dénomination de *goutte sereine.*

Le sens de la vue peut être appelé à juste titre le *sens de l'imagination.* C'est lui qui varie

(1) Les mots *nyctalopie* et *éméralopie*, sont employés ici dans le sens que leur donnent presque tous les auteurs; cependant cette acception est une erreur grammaticale, puisque le mot *nyctalopie*, décomposé dans ses racines grecques, veut dire *affection dans laquelle on est privé de la vue pendant la nuit;* et que celui d'*éméralopie* signifie *maladie où la faculté visuelle est abolie pendant le jour.* C'est aussi selon cette signification qu'on les trouve employés dans les œuvres d'Hippocrate.

le plus nos plaisirs, et qui nous fait connaître tout ce qui nous entoure ; et si le sentiment de la vie se communique à l'ame, c'est par la vue qu'il est conduit et qu'il est inspiré.

De l'Olfaction (ou l'Odorat.)

L'odorat est le sens par lequel nous acquérons la connaissance des émanations dont l'air que nous respirons est chargé, et c'est le *nez* qui en est l'organe. On a donné le nom d'*odeurs* aux évaporations qui frappent l'odorat.

Les molécules des corps gazeux, liquides et solides, détachées par le calorique, sont dissoutes par l'air, qui s'en charge, et les porte jusqu'à la surface olfactive de la membrane pituitaire. L'*air* est donc le véhicule des odeurs, et c'est par lui qu'elles nous sont transmises.

Quelques chimistes ont prétendu que la partie odorante des corps formait un principe particulier, et propre à cette qualité, qu'ils ont désigné sous le nom d'*arôme;* mais Fourcroy a démontré que tous les corps pouvaient être odorants, si, au moyen de la chaleur, on parvenait à en volatiliser les molécules; ceci explique pourquoi l'atmosphère se charge d'autant plus aisément des odeurs, qu'elle est plus chaude et plus humide. On sait que dans un jardin couvert de fleurs, en aucun temps l'air n'est embaumé de plus doux parfums que le matin, lorsque la rosée s'évapore, dissipée par les rayons du soleil.

Plusieurs botanistes ont classé les odeurs, les uns, suivant leurs principes chimiques; les autres, d'après le genre de plantes qui les produisent. Mais toutes ces divisions, plus ou moins exactes, ne sont pas admissibles, parce que les odeurs sont tellement variées qu'on ne pourra jamais en faire une bonne classification.

Les fosses nasales, dans lesquelles réside l'organe de l'odorat, sont deux grandes cavités, creusées au milieu et dans l'épaisseur de la face, et recouvertes par une espèce de chapiteau qui a reçu le nom de *nez*; les *narines* en forment l'ouverture.

Une membrane muqueuse appelée *pituitaire*, dans le tissu de laquelle se répandent les *nerfs olfactifs*, tapisse l'intérieur des fosses nasales et se prolonge dans tous les sinus qui y aboutissent. Cette membrane molle et fongueuse, est l'organe qui sécrète les mucosités nasales; son inflammation produit le *coriza*, vulgairement connu sous la dénomination de *rhume de cerveau.*

L'odorat est d'autant plus délicat, que les fosses nasales ont plus d'ampleur: c'est ce qu'on remarque chez tous les animaux qui excellent par la finesse de ce sens. Le cochon surtout est, sous ce rapport, un des plus remarquables: ce quadrupède immonde, vivant habituellement au milieu des odeurs les plus infectes et des ordures les plus dégoûtantes, a l'odorat si fin qu'il sent les truffes, quoiqu'elles soient sous terre à une grande profondeur; aussi, dans plusieurs pays, utilise-t-on cette qualité: on conduit l'animal dans les endroits où l'on soupçonne qu'il doit y avoir des truffes, et bientôt le cochon, qui les sent et qui en est très-friand, fouille la terre jusqu'à ce qu'il soit parvenu à les découvrir; mais alors on l'empêche d'y toucher, les réservant pour d'autres palais plus délicats.

La membrane pituitaire est le siége de la sensation des odeurs, et c'est surtout vers la partie supérieure du nez que leur action est plus vive; aussi respirons-nous fortement, en fermant la bouche, lorsque nous sentons une odeur agréable. Nous respirons, au contraire, par la bouche, ou nous suspendons momentanément la respiration, quand les odeurs nous déplaisent.

L'odorat se perfectionne par la perte de quelqu'un des autres sens; et l'on cite un aveugle que cet organe instruisait de la sagesse de sa fille.

Il s'émousse par l'usage des odeurs fortes. C'est ainsi que le tabac, en stimulant continuellement la membrane des fosses nasales, altère son tissu, et finit par éteindre à la longue sa sensibilité.

La petite distance qui sépare le cerveau des fosses nasales, rendant la transmission de l'impression des odeurs très-prompte et très-facile, c'est cette raison qui a porté à mettre sous le nez des stimulants propres à réveiller la sensibilité, lorsque la vie est suspendue, comme dans les cas de faiblesse ou d'asphyxie. La relation sympathique qui existe entre la membrane pituitaire et le *diaphragme* (1), ce qui

(1) Le *diaphragme* est un muscle situé presqu'horison-

est la cause de *l'éternuement*, explique encore les bons effets des remèdes sternutatoires, dans les cas de mort apparente.

L'odorat est un des sens dont les usages sont les plus variés : il nous flatte par l'impression agréable des odeurs, il constate les qualités respirables de l'air, il précède le goût dans l'exploration des aliments ; enfin, on connaît son influence sur le système nerveux, principalement chez les femmes.

De la Gustation. (*ou du Goût.*)

Le *goût* est le sens qui reçoit l'impression des saveurs. Il a été à bon droit nommé avec l'odorat, *sens chimique ;* en effet, l'un et l'autre ne s'exercent que sur des molécules détachées de là substance des corps, dont ils font connaître en même temps la composition intime.

Les saveurs sont nombreuses et aussi variées

---

talement dans l'intérieur du corps, qu'il sépare en deux parties : l'une supérieurement, qui contient les poumons et le cœur ; l'autre inférieurement, dans laquelle sont renfermés l'estomac, les intestins, etc. On ne peut mieux comparer le diaphragme qu'au *plancher* qui se trouve entre les appartements du premier et second étages d'une maison.

que les odeurs; et il est d'autant plus impossible d'en donner une bonne classification, que nous manquons de termes pour exprimer toutes les variétés des impressions sapides. Cependant Boërhaave, Haller et Linnée, ont divisé les caractères généraux des saveurs, de la manière suivante: l'*acide*, le *doux*, l'*amer*, l'*âcre*, le *salé*, l'*alkalin*, le *vineux*, le *spiritueux*, l'*aromatique* et l'*acerbe*.

La *langue* est l'organe principal du goût; mais elle n'est point le siége exclusif de ce sens; les *lèvres* et le *palais*, sont susceptibles aussi d'être excités par quelques saveurs.

C'est aux *papilles* nerveuses, disséminées sur sa face supérieure, que la langue doit ses facultés gustatives.

Pour qu'un corps affecte l'organe du goût, il doit être *soluble* à la température ordinaire de la salive. Tout corps insoluble est *insipide*. Les corps les plus savoureux sont ceux qui se prêtent le plus aisément aux diverses décompositions chimiques.

Lorsque, dans les affections gastriques, la langue se couvre d'un limon muqueux ou blanchâtre, nous n'avons plus qu'une fausse idée des saveurs, parce que cet enduit, qui recouvre la langue, empêche le contact immédiat des particules sapides.

La gustation s'opère, lorsque les aliments, introduits dans la bouche, sont soumis à la mastication, et dissous par la salive: alors leurs molécules agissent sur les papilles nerveuses, et nous recevons l'impression du goût; cette sensation ne se développe donc que par l'application immédiate des corps sapides. L'exercice et l'habitude peuvent la perfectionner.

Le goût constate les qualités des aliments: les jouissances qui sont attachées à son exercice, se concentrent dans l'organe; l'âme n'en retient que peu ou point du tout le souvenir. De là l'attrait toujours nouveau qu'ont pour nous les aliments: si on les recherche, c'est moins pour le plaisir qu'ils ont donné, que pour celui qu'ils promettent.

De tous nos sens, le goût est celui qui nous flatte le premier, et qui dure le dernier: nous voyons chaque jour, que l'enfance et la vieillesse ont autant de gourmandise; ce que l'on peut attribuer à la disposition de l'organe même qui n'a pas besoin de réflexion pour être exercé, et qui n'est, pour ainsi dire, qu'un sens mécanique.

Du tact (ou du toucher).

Le *toucher* donne la connaissance de certaines qualités physiques des corps, appelées qualités *tactiles.*

Toutes les parties du corps peuvent être accidentellement le siège du toucher; mais ses organes naturels sont les membranes muqueuses, et principalement la peau.

La *peau* forme l'enveloppe générale du corps; elle est épaisse, résistante, extensible, contractible et d'une structure complexe. Trois parties principales entrent dans sa composition : l'*épiderme*, le *corps muqueux réticulaire* et le *derme.*

L'*épiderme* est une membrane fine, transparente, et que l'on croit être inorganique et formée de lamelles imbriquées. Sa nature est aussi inconnue que la manière dont il se régénère, lorsqu'il a été détruit. Très-adhérent au corps réticulaire, qu'il recouvre dans toute son étendue, il le préserve de l'irritation que produirait sur lui le contact immédiat des corps extérieurs.

Les *ongles* et les *poils* (1) sont regardés, par quelques anatomistes, comme une dépendance de l'épiderme.

L'épiderme est très-fin dans le fœtus. Il se sèche dans la vieillesse et devient sujet à tomber par petites écailles.

Le *corps muqueux réticulaire* est situé sous l'épiderme. C'est sa couleur *brune* ou *blanche* qui fait la différence de la peau entre le nègre et l'européen.

Le *derme*, ou *chorion*, est un tissu blanchâtre très-serré, composé de fibres lamelleuses, et qui forme la peau proprement dite, en lui donnant sa consistance et sa fermeté.

---

(1) La couleur des poils dépend d'une substance gélatineuse qui se trouve au milieu, dans toute leur longueur. Cette substance est rougeâtre pour les poils blancs, et d'un rouge brun pour les poils noirs. La couleur des cheveux peut faire juger de leur grosseur; Witof, qui a eu la patience de compter combien de poils étaient compris dans la largeur d'un pouce carré, dit, dans sa *Dissertation sur les poils de l'homme*, qu'il s'en trouve cinq cent soixante-douze noirs, six cent huit châtains, et sept cent quatre-vingt-dix blonds.

Les cheveux paraissent de bonne heure chez le fœtus, mais la matière colorante n'y existe pas encore.

La surface externe du derme présente une multitude d'aspérités séparées à la paume des mains et à la plante des pieds par des sillons peu profonds et à directions variées. Ces saillies sont regardées comme des papilles nerveuses que l'on a désignées sous le nom de *corps papillaire*.

La peau du fœtus n'est, dans les premiers temps, qu'une couche muqueuse et transparente; mais, au dernier mois de la grossesse, les fibres du derme s'y dessinent, et, plus tard, elle prend une couleur rouge foncée, due au grand nombre de vaisseaux capillaires dont elle est parsemée. En contact avec les eaux de l'amnios, elle est garantie de leur action irritante, par l'enduit onctueux dont elle se recouvre, et qu'au moment de la naissance on est obligé d'enlever, en frottant l'enfant avec du beurre, ou un corps gras quelconque.

Le *toucher* n'est autre chose que le tact perfectionné. Tout organe très-sensible, et qui, par sa conformation, peut embrasser les corps par le plus grand nombre de points possibles, est nécessairement un organe du toucher : telles sont, par exemple, les lèvres, où il est très-développé, et le pli des articulations, où il est plus faible en raison du manque d'exercice. Mais, de toutes les parties de notre corps qui peuvent être le siége du toucher, c'est la *main* qui réunit au plus haut degré les conditions nécessaires à cette fonction: en effet, la peau de cette partie est en général souple et délicate; des vaisseaux nombreux et des nerfs s'y distribuent: de plus, l'articulation des os, qui oppose le pouce aux autres doigts, en permettant à la main de varier sa forme à volonté, lui donne le moyen de mieux saisir les corps, et d'apprécier avec plus de délicatesse et de précision les différentes nuances qui existent dans leurs qualités tactiles.

Quoique la main paraisse spécialement destinée au toucher, on a vu des individus, privés des bras, exercer leurs *pieds* et parvenir à s'en servir comme on se sert des mains (1). Si ces faits sont rares, ils n'en prouvent pas moins que les ressources de la nature sont infinies.

Le toucher et la vue s'aident mutuellement dans leurs actions: on touche ce qu'on ne peut

---

(1) Voyez *Mouvements partiels*, page 13.

voir, et on regarde ce qui embarrasse ou trompe le toucher.

De tous les sens, le toucher est le plus généralement répandu parmi les animaux ; tous en jouissent, depuis l'homme jusqu'au *polype*, qui, réduit au seul toucher, l'a tellement délicat, qu'il semble, comme a dit le professeur Duméril, *palper jusqu'à la lumière.*

CHAPITRE V.

DES FONCTIONS DU CERVEAU, OU INTELLECTUELLES.

Cette fière raison, dont on fait tant de bruit,
Contre les passions n'est pas un sûr remède;
Un peu de vin la trouble, un enfant la séduit,
Et déchirer un cœur qui l'appelle à son aide,
Est tout l'effet qu'elle produit.

Mad. Deshoulières.

Les fonctions du cerveau sont dirigées par l'*ame*, principe intelligent, dont la nature et le mode d'exercice sont au-dessus de toutes les définitions physiologiques.

De tous les animaux, l'homme est celui dont le crâne est le plus grand, relativement à la face: et comme le volume du cerveau est toujours proportionné à la grandeur de la boite osseuse qui le contient, l'homme est aussi celui dont le cerveau est le plus considérable.

Cette différence de grandeur entre le crâne et la face, donne assez bien la mesure de l'intelligence de l'homme et de l'instinct des animaux; la stupidité de ces derniers est d'autant plus marquée, que les proportions des deux parties de leur tête s'écartent davantage des proportions de la tête de l'homme.

Pour exprimer cette différence de grandeur, Camper a imaginé une ligne verticale descendant du front au menton, et tombant perpendiculairement sur une autre ligne horizontale tirée sous le menton. Il a nommé la première de ces lignes *faciale*, et la seconde *mentonnière*. (Voir la planche III, fig. 1.)

On aperçoit aisément que la saillie du front étant déterminée par la grandeur du crâne, plus celle-ci a d'étendue, plus l'angle sous lequel la ligne faciale rencontre la ligne mentonnière doit avoir de largeur. La ligne faciale s'incline-t-elle en arrière, elle forme alors avec la mentonnière un angle plus ou moins aigu, et saillant en avant. (Voir la planche III, fig. 2.)

Si l'inclinaison augmente, on passe de l'homme aux singes, puis aux quadrupèdes, aux oiseaux, aux reptiles, et enfin aux poissons, espèce la plus dépourvue d'intelligence.

Si, au contraire, on remonte de l'homme aux dieux, dont les anciens nous ont transmis les images, on voit la ligne faciale s'incliner en avant, l'angle droit s'agrandir, et de cette inclinaison résulter, pour la tête, un air de grandeur et de majesté, produit par la saillie du front, qui indique un cerveau volumineux et une intelligence divine.

Le *cerveau*, ou *encéphale*, est le viscère le plus considérable, et celui dont le parenchyme est le plus délicat; il comprend le cerveau proprement dit, le cervelet, la moelle allongée et la moelle épinière: toutes ces parties sont continues entre elles.

Le *cerveau proprement dit* est la portion la plus volumineuse de l'encéphale. Il occupe toute la partie supérieure du crâne. Sa forme est celle d'un ovoïde, dont la grosse extrémité est tournée en arrière, tandis que la petite répond au front. Il est partagé supérieurement en deux *hémisphères*, l'un droit, l'autre gauche, par la *grande scissure du cerveau.*

Inférieurement, et de chaque côté, on y distingue trois lobes, un *antérieur*, un *moyen* et un *postérieur :* la *scissure de Sylvius* sépare les deux premiers, une légère dépression existe entre le second et le troisième.

La surface externe de cet organe est parsemée d'éminences arrondies, qui sont séparées par des enfoncements d'un pouce environ de profondeur : ce sont les *circonvolutions* et les *anfractuosités du cerveau.*

Dans son intérieur, on trouve trois cavités appelées *ventricules*, et dont les parois sont contigües : deux sont les *ventricules latéraux ;* ils renferment les *plexus choroïdes*, la *voûte à trois piliers*, les *corps striés*, etc; le troisième ventricule, ou ventricule *moyen* est une fente allongée, qui se continue en arrière avec l'*aquéduc de sylvius*, et, par le moyen de celuici, avec le quatrième ventricule.

Le *cervelet* est situé à la partie postérieure et inférieure du crâne. Il est légèrement aplati de haut en bas, et ovalaire dans le sens transversal. Comme le cerveau, il est partagé en deux hémisphères, et offre en avant deux petites saillies, appelées *éminences vermiculaires.*

La *moelle allongée* comprend : 1° la *protu-*

bérance annulaire ou *cérébrale ;* 2° les *pédoncules* du cerveau et ceux du cervelet, ou autrement, les *bras* et les *cuisses* de la moelle allongée, qui sont des prolongements par lesquels ces parties communiquent entre elles ; 3° le commencement de la moelle épinière, qui a reçu le nom de *queue* de la moelle allongée.

La *moelle épinière* qui naît de la protubérance annulaire est un long cordon médullaire, contenu dans le canal formé par les vertèbres. Son volume et sa direction varient dans les différentes régions du canal vertébral, qu'elle ne remplit pas exactement : elle finit au niveau de la première vertèbre lombaire.

La *cervelle* des hommes offre la même organisation que celle des animaux : elle est formée de deux substances molles et pulpeuses ; l'une extérieure, grisâtre, nommée *corticale;* l'autre, intérieure, blanche et plus considérable, nommée *médullaire.* Dans plusieurs endroits du cerveau, ces substances semblent se mélanger et se confondre.

Les parties du cerveau, contenues dans le crâne, sont puissamment protégées extérieurement par les os de la tête, la peau et les cheveux. La moelle épinière ne l'est pas moins par les vertèbres.

Intérieurement, trois membranes enveloppent la totalité de l'encéphale: ce sont, la *dure-mère*, ou *ménynge;* l'*arachnoïde* et la *pie-mère*, ou *menyngine*.

C'est du cerveau que proviennent tous les *nerfs*, *sensitifs* et *moteurs*, destinés aux différents organes de la vie animale.

Les *nerfs* sont des cordons blanchâtres, qui se ramifient dans tous les organes, auxquels ils donnent la double faculté du sentiment et du mouvement. Les uns naissent du cerveau, du cervelet, de la moelle allongée, ou de la moelle épinière, et se portent dans les différentes parties; les autres, situés dans les grandes cavités, telles que la poitrine et le ventre, naissent des *ganglions nerveux*, se distribuent aux viscères, et sont indépendants des premiers, avec lesquels cependant ils communiquent.

Tous les nerfs sont composés de petits tuyaux membraneux qui contiennent la pulpe médullaire. Une enveloppe commune, appelée *névrilème*, rassemble tous ces tuyaux, et soutient les vaisseaux qui les pénètrent.

Entrelacés et anastomosés en quelques endroits, les nerfs forment des *plexus ;* ils offrent dans d'autres points des renflements que l'on appelle *ganglions.*

Les nerfs ont pour caractères communs de naître symétriquement par paires, et de sortir par les trous qui sont à la base du crâne, et au long de la colonne vertébrale. Neuf paires de nerfs viennent du *cerveau proprement dit* et de la *moelle allongée :* la première paire est le nerf *olfactif ;* la deuxième, l'*optique ;* la troisième, le *moteur commun des yeux ;* la quatrième, le *pathétique ;* la cinquième les *trijumeaux ;* la sixième, le *moteur externe de l'œil ;* la septième, l'*auditif ;* la huitième, les *nerfs vagues ;* la neuvième, le *grand hypoglosse.*

Trente et une paires naissent de la *moelle épinière.* On les partage en huit paires *cervicales*, douze *dorsales*, cinq *lombaires* et six *sacrées*, distinguées ensuite, dans chaque région, par les noms numériques de première, seconde, troisième, etc.

Les sensations, transmises au cerveau par le moyen des *nerfs*, y déterminent une sorte de réaction qui constitue la *perception :* alors la sensation est complète, et il en résulte une *idée.*

Cette réaction ne peut avoir lieu sans que le principe *pensant* ne se dirige, par la *volonté*, vers l'organe où s'est faite l'impression : de là naît l'*attention*, sans laquelle les sensations ne pourraient se transformer en idées.

On appelle *mémoire* la faculté de conserver et de se rappeler les sensations passées, et les différentes idées qu'elles ont produites.

C'est par le *jugement* qu'on apprécie les rapports qui existent entre toutes les parties d'une chose isolée, ou entre plusieurs choses rapprochées. Son premier degré est la *comparaison ;* lorsque celle-ci est soutenue attentivement, on la nomme *réflexion.*

Une série de jugements, conséquents les uns aux autres, portent le nom de *raisonnement.*

La *raison* est le principe des qualités morales et de la perfectibilité de l'esprit; c'est elle qui nous fait apprécier le bien et le mal de nos actions.

L'*imagination* est cette faculté qui nous conduit à créer des idées nouvelles, et à trouver des rapports inconnus entre les idées ou les faits déja connus.

Tempérée par la réflexion, et réglée par le jugement, l'imagination devient *génie.* On appelle ainsi cette faculté qui nous fait découvrir le *beau* dans les arts agréables, et le *vrai* dans les sciences exactes.

De toutes ces actions du cerveau résultent des sensations pénibles ou agréables. Lorsque ces sentiments sont portés à un degré extrême et dirigés impétueusement vers quelque objet exclusif, ils prennent le nom de passions.

Les *passions* naissent des sensations et des inclinations; elles s'accroissent avec le temps, et se fortifient par l'habitude.

Par rapport aux effets que les passions produisent sur nous, on les distingue en *excitantes*, comme la joie, la colère; et en *débilitantes*, telles que la tristesse et la crainte.

En raison de leurs degrés, les unes sont *fortes*, comme l'amour et la joie; les autres sont *douces*, comme la pudeur et l'amitié.

Chaque passion exerce une action sympathique sur quelque partie, dont les changements décèlent l'état de l'ame: ainsi les joues rougissent ou pâlissent dans la colère ; le front se colore dans la pudeur ; les larmes coulent dans le chagrin. Les muscles du visage se contractent convulsivement dans la colère; ils sont, au contraire, immobiles dans la crainte et la frayeur.

Les *passions excitantes* portent leurs effets sur les organes de la poitrine, où elles produisent des mouvements désordonnés.

Les *passions débilitantes*, ou tristes, affectent les viscères de l'abdomen, qui en éprouvent, à la longue, des lésions profondes.

Lorsque les passions sont plus fortes que la raison, elles conduisent aux excès, qui rabaissent l'homme au-dessous des bêtes brutes.

L'*instinct*, que l'on croit le partage des bêtes, loin d'être étranger à l'homme, en est le premier guide ; mais les progrès de la raison, que l'éducation perfectionne, en affaiblissent les conseils. La nature développe les facultés de l'instinct, qui naît des impressions reçues par les organes intérieurs, tandis que le raisonnement est le produit des sensations extérieures ; aussi l'étymologie du mot *instinct*, formé de deux racines grecques, dont l'une signifie *piquer*, et l'autre *dedans*, s'accorde-t-elle bien avec la signification qu'on y attache.

Si les connaissances acquises par la raison n'ont point de bornes, celles qui sont données par l'instinct ne comptent point d'erreurs.

De toutes les opérations du cerveau, résulte la *volonté*, ou tout simplement le *désir*, qui détermine toutes nos actions.

On a donné le nom de *sagesse* au résultat de nos actions, conduites par un cerveau bien organisé, et celui de *folie* aux incohérences qui résultent dans nos idées et nos actions, du dérangement de la *raison*.

Ce dérangement, par rapport aux variétés qu'il présente, a été divisé, par le professeur Pinel, en cinq espèces, qu'il désigne sous les noms de *mélancolie*, *manie sans délire*, *manie avec délire*, *démence* et *idiotisme;* dans cette dernière espèce sont rangés les *imbécilles*, que des égoïstes ont dit être les plus heureux hommes du monde, et dont les panégyristes peuvent bien leur être comparés.

Quelques philosophes ont prétendu que les *vertus* et les *vices* dépendaient d'une organisation particulière du cerveau, et que l'homme était *bon* ou *méchant*, malgré sa volonté; mais un semblable système, qui excuse le crime, n'étant pas démontré par des faits certains, doit être rejeté comme une erreur de l'esprit.

L'homme sera toujours vertueux, tant que par l'éducation, et l'exemple, on lui donnera la crainte de Dieu, et les sentiments de l'honneur.

On a donné le nom de *caractère* au penchant qu'ont les hommes à suivre le plus ordinairement, dans les opérations de leur esprit, certaines directions. Ainsi, quelques hommes sont enclins à la douceur, d'autres à la férocité; quelques-uns se plaisent à pardonner des injures, d'autres sont vindicatifs. Ce sont ces directions qui, imprimant à l'esprit un mode, sinon constant, au moins habituel, constituent le *caractère*. Il y a donc des caractères *doux*, *emportés*, *gais*, *chagrins*, etc. Il y a des hommes, au contraire, qui, n'ayant aucune disposition constante, tergiversent sans cesse, et sont, dans leurs pensées comme dans leurs actions, incertains, inconséquents, et toujours prêts à recevoir toutes les directions qu'on leur veut imprimer : ce sont les hommes *sans caractère*.

Le bonheur de la vie dépend souvent du caractère. Les plaisirs que l'on peut goûter dans les relations sociales sont sous la même influence; ainsi le médisant, le satirique, le suffisant, etc., ne sont aimés de personne, et chacun les fuit, parce que leur caractère les rend partout insupportables, ou leur fait des ennemis dans toutes les sociétés où ils se présentent.

La *douceur* dans le caractère est la première vertu des femmes, et celle qui leur assure le plus constamment une vie heureuse. Auprès d'un mari, c'est par la douceur qu'on se l'attache, et par la douceur qu'on le ramène; avec des enfants, par la douceur on en obtient plus d'obéissance que par la sévérité et les châtiments.

Un caractère *enjoué* plaît à tout le monde; un caractère *triste* produit l'effet contraire; et comme on a remarqué que, chez les peuples d'un caractère habituellement triste, tels que les Anglais, le suicide était plus fréquent que chez les nations d'un climat plus gai; pour éclairer nos lecteurs sur ce sujet, nous allons terminer ce chapitre par quelques détails sur le suicide et ses causes.

Dans aucune langue il n'y a de terme pour exprimer l'action par laquelle l'homme met fin à ses jours, et le mot *suicide*, qui manquait pour désigner une action devenue malheureusement trop fréquente, fut créé dans le dernier siècle par le fameux Desfontaines.

Les mœurs, les croyances religieuses, les lois ont singulièrement contribué à modifier l'opinion des peuples sur le meurtre de soi-même, et à rendre cette action plus ou moins fréquente. Les philosophes anciens n'ont pas été d'accord : les uns, Démétrius et Zénon à leur tête, non-seulement l'ont approuvé, mais l'ont justifié par leur exemple; quelques autres, tels que Platon, Cicéron, ont eu des opinions incertaines; le plus grand nombre, avec Pythagore, Socrate, condamnent le suicide. La législation a varié aussi chez divers peuples, et même dans le même pays. Là, le suicide est autorisé par la loi; ici, il n'est toléré que dans des circonstances déterminées; ailleurs, il est condamné comme un crime. Toutes les lois de l'Europe moderne et civilisée, même le Coran, condamnent et flétrissent l'homicide de soi-même. Cependant, l'opinion qui fait regarder le suicide comme l'effet d'une maladie ou d'un délire, semble avoir prévalu de nos jours, même contre le texte des lois et les anathêmes du christianisme.

Le meurtre de soi-même a lieu dans des circonstances si opposées, il est déterminé par des motifs si divers, qu'on ne peut le confondre sous une même dénomination. Quelque variés que soient les motifs et les circonstances qui font prodiguer la vie et braver la mort, presque toujours ils exaltent l'imagination, ou pour un bien plus précieux que de vivre, ou pour un mal plus redoutable que de mourir.

En se donnant la mort, des malheureux, victimes des croyances religieuses, des usages de leur pays, ont cru faire une action mémorable et digne de récompense; cet espoir embrassé avec ardeur a inspiré le sacrifice de la vie, non-seulement à quelques individus, mais à des peuplades, à des nations entières : tels furent les Thraces, les Germains, les Arabes; tels sont encore les Indiens.

Les gymnosophites, vivant dans les forêts, apprenaient à mépriser la vie; méditant sans cesse sur la mort, ils la regardaient comme le bien suprême. Les maladies, les infirmités et la vieillesse passaient chez eux pour un opprobre, et la dernière honte était attachée à la mort naturelle. Aussi, dès qu'ils étaient malades, vieux ou infirmes, ils mettaient fin à leurs jours en se faisant brûler sur un bûcher.

Les anciens habitants des îles Canaries, pour honorer leurs dieux, avaient la coutume de se précipiter dans un gouffre, espérant aller jouir de la félicité qui leur était promise pour une aussi belle mort. Le Japonais se noie pour mieux célébrer la divinité Amidas, ou bien il s'enferme dans un tombeau muré de toutes parts, n'y laissant qu'un petit trou pour le passage de l'air; enseveli tout vivant, il appelle sans cesse *Amidas*, *Amidas*, jusqu'à ce qu'il succombe de lassitude et de faim.

La fête du *Ticonnal* n'a jamais lieu, au Bengale, sans qu'elle n'occasionne un grand nombre de victimes. Il est difficile de se faire une idée de cette atroce et brillante fête, qui attire des dévots et des curieux des parties les plus éloignées de l'Inde. Après dix jours de préparatifs, la procession, ou mieux, la course du char a lieu. Ce char se compose de trois socles immenses, posés les uns sur les autres, et supportés par des essieux montés sur des roues. Sur le socle le plus élevé est un dais sous lequel on place la niche qui renferme l'idole. Les ornements qui décorent ce char sont magnifiques; on y emploie les plus riches étoffes, les pierreries les plus précieuses; on brûle les parfums les plus exquis dans des cassolettes placées autour de l'idole; des musiciens sont assis sur les marches du char; des bayadères chantent des hymnes; des brames, debout devant l'idole, éventent le dieu avec des *paucas* (éventails). On attache au char des cordes assez longues pour que des milliers d'Indiens puissent le traîner. Pendant la marche, qui est d'environ vingt milles, les dévots se précipitent et se font écraser (au nombre au moins de quatre à cinq cents) sous les roues du char; d'autres se font des incisions aux bras, aux jambes, sur tout le corps, et tout dégoûtants de sang, ils bravent les ardeurs du soleil, la douleur, et suivent le cortège en poussant des cris de joie. Plusieurs d'entre eux, épuisés par leurs blessures, tombent dans le chemin; mais comme la cause de leurs souffrances est un acte religieux, par respect pour la divinité, on les laisse mourir sur la route sans leur porter aucun secours.

Le christianisme, en dissipant les erreurs païennes, détruisit partout où il pénétra l'opinion qu'il est permis de se tuer pour honorer la divinité, et proscrivit cette coutume, de même qu'il fit cesser les sacrifices humains qui souillaient le culte des dieux.

Les *passions* sont, de toutes les causes de suicide, les plus fréquentes. Lorsque l'ame est fortement ébranlée par une affection violente et imprévue, les fonctions organiques sont bouleversées, la raison est troublée, l'homme perd la conscience du *moi;* il est dans un vrai délire, et commet les actions les plus irréfléchies, les plus contraires à ses intérêts : ainsi la terreur lui ôte la pensée de fuir, et le pousse souvent dans des périls plus grands que le danger qu'il voulait éviter; la colère, la jalousie portent l'homme le plus doux à tremper ses mains dans le sang de son semblable; un chagrin violent, l'amitié trahie, l'ambition déçue, l'honneur compromis, la perte de sa fortune, en livrant l'homme au délire des passions, le privent de toute réflexion, et le conduisent souvent à se donner la mort. Les hommes forts, d'un tempérament sanguin, d'une grande susceptibilité, sont poussés au suicide avec d'autant plus de force que l'impression a été plus inattendue, et que la passion dont ils sont victimes est une passion sociale.

Mais le délire des passions est passager, le suicide qu'il provoque est instantané; s'il n'est consommé, ordinairement il ne se renouvelle point. La tentative infructueuse semble avoir été la crise de l'affection morale. Tel est le suicide *involontaire*, bien différent, sous ce rapport, du suicide *réfléchi*, qui, presque toujours, se renouvelle lorsqu'il a échoué la première fois.

Toute *monomanie* peut conduire au meurtre de soi-même, soit que le monomaniaque obéisse à une idée réfléchie, soit qu'il agisse conduit par une passion délirante.

Le docteur Ruggiéri, pharmacien à Venise, a publié l'observation suivante, qui prouve toute l'influence de la lypémanie sur la détermination au meurtre de soi-même.

Mathieu Lovat, cordonnier à Venise, dominé

par des idées mystiques, se persuada que Dieu lui ordonnait de mourir sur la croix. Il réfléchit pendant deux ans sur les moyens d'exécuter son projet, et s'occupa de préparer les instruments de son sacrifice. Enfin, le jour arrivé, Lovat se couronne d'épines, dont trois ou quatre pénètrent dans la peau du front; il se couvre le bas-ventre d'un mouchoir blanc, serré autour des flancs; le reste du corps est nu; il s'assied sur le milieu d'une croix qu'il a faite, et ajuste ses pieds sur un tasseau fixé à la branche inférieure de la croix; le pied droit repose sur le pied gauche; il les traverse l'un et l'autre d'un clou de cinq pouces de longueur, qu'il fait pénétrer à coups de marteau jusqu'à une grande profondeur dans le bois; il traverse successivement ses deux mains avec des clous longs et acérés, en frappant la tête de ces clous contre le sol de sa chambre, élève ses mains ainsi percées, et les porte contre les trous qu'il a pratiqués d'avance à l'extrémité des deux bras de la croix, et y fait pénétrer les clous afin de fixer ses mains; avant de clouer la main gauche, il s'en sert pour se faire, avec un tranchet, une large plaie au côté gauche de la poitrine. Cela fait, à l'aide de cordages préparés et de légers mouvements du corps, il fait trébucher la croix qui tombe hors de la croisée, et Lovat reste ainsi suspendu à la façade de la maison. Le lendemain on l'y trouva encore, la main droite seule était détachée de la croix et pendait le long du corps; on détacha ce malheureux, on le transporta aussitôt à l'école de clinique; pansé par M. Ruggiéri, qui reconnut qu'aucune plaie n'était mortelle, Lovat guérit de ses blessures, mais non de son délire. Tranféré à l'hôpital des insensés, il s'y épuisa par des jeûnes volontaires, et mourut phthisique, le 8 avril 1806.

La *nostalgie* porte aussi au suicide. Le *ranz* des vaches, les sons de la cornemuse ramènent le regret de n'être plus dans le pays natal, le chagrin d'être éloigné des objets de ses premières sensations, d'où naît le désir violent de revoir les lieux témoins de son enfance; le désespoir d'en être séparé domine toutes les autres affections, et les soldats suisses et écossais se tuent s'ils ne peuvent déserter.

On a souvent confondu le dégoût, l'ennui de vivre, avec la haine de la vie; cependant ces deux états de l'ame sont bien différents. La haine de la vie est un état actif; elle suppose une sorte d'irritation, d'exaltation de la sensibilité; l'ennui de vivre est un état passif produit par l'*atonie* de la sensibilité. La haine de la vie est fréquente, parce que mille causes la provoquent; elle détermine le plus souvent le suicide; elle n'épargne aucune classe de la société, quoiqu'elle s'attache plus fréquemment aux hommes qui sont comblés de richesses et de dignités, parce que ces individus ont plus de passions, et des passions plus violentes. En proie à des chagrins réels ou imaginaires, l'homme monomaniaque se dégoûte d'abord de la vie, finit par la haïr, et se tue; on n'a point d'aversion pour la vie, mais on hait les souffrances qui la traversent, on a horreur du mal être; on ne désire pas la mort que l'on ne connaît point, mais on désire être délivré des peines, des contrariétés, des chagrins, et on a recours à la mort, comme au moyen le plus certain.

L'homme a besoin de changer ses impressions, il a besoin de désirer; mais s'il a épuisé sa sensibilité par l'habitude des émotions trop vives, par l'abus des plaisirs; si, ayant tari toutes les sources du bonheur, il n'est plus rien qui puisse lui faire sentir qu'il vit, tous les objets extérieurs lui sont indifférents; plus il a eu de moyens pour se satisfaire, moins il rencontre d'objets nouveaux propres à exciter ses désirs; l'homme reste alors dans un vide affreux; il tombe dans la satiété de la vie, dans l'ennui de l'existence, et, ne pouvant plus la supporter, finit par se donner la mort.

La cause de ce suicide est connue chez les Anglais sous le nom de *spleen*.

Ainsi, il est des individus qui, au sein de la fortune, des grandeurs, des plaisirs, jouissant de toute leur raison, après avoir embrassé leurs parents, leurs amis; après avoir mis ordre à leurs affaires, après avoir écrit des lettres parfaites, tranchent le fil de leurs jours.

Montesquieu et Voltaire, appuyés de quelques grands exemples, prétendent que ce sont les heureux du siècle qui terminent volontairement leur vie, et non pas l'homme en proie au besoin, et condamné à travailler pour se nourrir.

Cette proposition est trop générale: la misère conduit au suicide; le meurtre de soi-même est plus fréquent dans les années calamiteuses. Les heureux du siècle se tuent, mais le bonheur, dit Jean-Jacques Rousseau, n'a point d'enseigne extérieure; pour en juger, il faut lire dans le cœur de l'homme heureux.

Ceux qui, dans le cas que nous venons de citer, se suicident, cèdent-ils à une détermination délirante? oui sans doute. Est-ce que les monomaniaques ne paraissent pas très-raisonnables jusqu'à ce qu'une impression interne ou externe vienne tout-à-coup réveiller leur délire? Ne savent-ils point dissimuler le désordre de leur raison? Il en est de même de quelques individus que l'idée du suicide tyrannise; une douleur physique, une impression inattendue, une affection morale, un souvenir, une lecture, en avivent la pensée, et provoquent instantanément les déterminations les plus funestes chez l'homme qui, un instant avant, était parfaitement tranquille. Il arrive alors ce qui arriva dans le temps de la révolution à un maniaque, détenu à Bicêtre, que les révolutionnaires mirent en liberté, parce qu'il leur parut très-sensé, qu'ils emmenèrent en triomphe comme une victime de la tyrannie, et qui, excité par les vociférations et la vue des armes de ses libérateurs, tomba tout-à-coup sur eux à coups de sabre, en tua un, et en blessa plusieurs.

Le suicide est quelquefois précédé d'homicide. Qui expliquera jamais quel est le désordre de la raison qui entraîne le forcené qui veut cesser de vivre, aux actes les plus atroces avant d'exécuter sa funeste résolution?

Presque tous ces homicides, qui se suicident après avoir commis un meurtre, sont des monomaniaques dominés par une passion portée jusqu'au délire, jouissant d'ailleurs de l'intégrité de leur raison; quelques motifs plus ou moins plausibles à leur jugement ont déterminé leur action, quelque atroce qu'elle soit; ils choisissent ordinairement pour victime les objets les plus chers à leur cœur; ils commettent l'homicide avec calme, tranquillité, au moins en apparence; après l'avoir consommé, ils ne sont point émus ni inquiets; quelquefois ils paraissent contents; plusieurs vont faire la déclaration de leur crime aux tribunaux; loin de se dérober à la justice, ils attendent qu'on les arrête, et demandent avec instance à subir la peine capitale.

Cette variété du suicide est l'effet du délire des passions; la détermination est ordinairement prompte et instantanée; quelquefois, cependant, elle est lente et offre tous les caractères d'un acte réfléchi et volontaire.

Une dame, dans un accès de monomanie qui lui fait craindre d'être arrêtée pour être jugée et conduite à l'échafaud, désespérée du chagrin qu'elle causerait à son mari, veut le tuer en lui portant un coup de pierre sur la tête, et se tue après.

Les journaux ont rapporté qu'une dame belge, en 1815, après avoir jeté quatre de ses enfants dans un puits, s'y précipita ensuite. Elle eût fait subir le même sort à un cinquième qui s'échappa; elle avait envoyé un gâteau empoisonné à un sixième enfant qui était en pension.

Un cordonnier, mélancolique depuis dix ans, s'imagine que l'achat qu'il a fait d'une maison a causé son malheur et celui de sa femme. Dans un accès de désespoir, il tue sa femme, trois de ses enfants, et eût tué le quatrième, si celui-ci ne s'était soustrait à sa rage. Après cet horrible sacrifice, il s'ouvrit le ventre d'un coup de tranchet; ne mourant pas de suite, il retira l'instrument et se perça le cœur d'outre en outre.

Ainsi, parmi les malheureux qui *tuent* avant de se *tuer*, il en est qui obéissent à des passions véhémentes qui les portent promptement à ce double homicide; les autres sont mus par des passions lentes. Il en est qui, aveuglés par le délire, tuent les personnes qui leur sont le plus affectionnées, pour les préserver des peines de la vie; quelques-uns, n'ayant pas le courage de se suicider, commettent un assassinat dans l'espoir que ce crime les conduira à la mort; tel que ce prisonnier, détenu à Bicêtre, qui, condamné aux galères à perpétuité, tua un des gardiens de la prison, afin de subir la peine capitale, et de se délivrer par là du supplice qui l'attendait.

Le suicide a quelquefois été *réciproque*. Deux individus, conduits par la même passion et partageant les mêmes peines, se sont donné mutuellement la mort.

L'Angleterre, en 1726, fut témoin d'un

étrange spectacle de ce genre. Un nommé Richard Smith, qui avait été riche, était devenu pauvre et infirme; il avait une femme à laquelle il ne pouvait faire partager que la misère, et un enfant au berceau. Richard Smith et Bridget Smith, d'un commun consentement, après s'être tendrement embrassés, et après avoir donné le dernier baiser à leur enfant, le tuèrent, et se pendirent aux colonnes de leur lit. On trouva ces mots écrits de leur main : *Nous croyons que Dieu nous pardonnera..... nous avons quitté la vie parce que nous étions malheureux, sans ressource, et nous avons rendu à notre fils le service de le tuer, de peur qu'il ne devînt aussi malheureux que nous.* Il est remarquable que ces forcenés, après avoir tué leur fils unique, ont écrit à un ami pour lui recommander leur chien et leur chat!

Telles sont les distinctions principales que présente le meurtre de soi-même, et les causes et les circonstances qui, le plus généralement, conduisent l'homme à se suicider.

On a remarqué que le suicide était plus fréquent au printemps et pendant les grandes chaleurs, et plus rare en automne. Le relevé des tentatives de suicide qui ont eu lieu pendant six ans, parmi les aliénées de la Salpétrière, offre le résultat suivant:

Trimestre de janvier.....	42 suicides.
Trimestre d'avril.........	58
Trimestre de juillet......	61
Trimestre d'octobre.	31

L'âge amène aussi des différences dans le nombre des suicides ; en six années , sur 1.[illegible]98 femmes reçues à la Salpétrières, il y en a eu qui ont attenté à leurs jours :

Avant l'âge de 15 ans.	2
de 15 à 20...............	16
de 20 à 25...............	29
de 25 à 30...............	27
de 30 à 35...............	27
de 35 à 40...............	27
de 40 à 45...............	25
de 45 à 50...............	22
de 50 à 55...............	7
de 55 à 60...............	6
de 60 à 65...............	7
de 65 à 70...............	1
de 70 à 75...............	2
TOTAL......	198

Ordinairement les individus qui se suicident emploient des instruments analogues à leur profession ; ainsi, les militaires et les chasseurs se brûlent la cervelle ; les perruquiers se coupent le cou avec un rasoir ; les cordonniers s'ouvrent le ventre avec un tranchet ; les blanchisseuses s'empoisonnent avec l'eau de javelle, le bleu de Prusse, ou s'asphyxient avec le charbon en combustion.

Voici dans quel rapport se trouvent les instruments employés par les 198 femmes précitées, qui ont attenté à leurs jours :

Pendaison ou étranglement....	49
Précipitation................	45
Armes à feu..................	2
Instruments tranchants.......	18
Poison.......................	7
Asphyxie.....................	5
Abstinence...................	48
Immersion....................	31

Les *Renseignements statistiques sur Paris* (1)

(1) Par M. Ballin, membre de l'Académie royale de Rouen ; ouvrage qui a demandé beaucoup de recherches, et dans lequel l'auteur a fait preuve d'un talent remarquable d'ordre, de clarté et de précision.

démontrent que la proportion des suicides au total des décès est d'environ 1 sur 65 individus. Parmi ceux qui se donnent la mort, il y en a à peu près autant de célibataires que de mariés.

Dans les années 1817 et 1818, le nombre des suicides, qui ont eu lieu à Paris, a présenté le résultat suivant :

1817.		1818.	
Hommes.	Femmes.	Hommes.	Femmes.
235	116	187	134
351		321	

MOTIFS PRÉSUMÉS DES SUICIDES EN	1817.	1818.
Passions du cœur	22	19
Dégoût de la vie, aliénation d'esprit, chagrins domestiques	128	151
Mauvaise conduite, jeu	45	46
Indigence, pertes d'emploi, dérangement d'affaires	89	56
Crainte de reproches et punitions	15	8
Motifs inconnus	52	41
TOTAUX	351	321

Il n'y a pas que l'homme qui se suicide ; les animaux ont prouvé qu'ils se laissaient aussi volontairement mourir. Tout Paris a été témoin, il y a vingt-cinq à trente ans, d'un fait de ce genre. Un jeune homme, suivi de son chien, patinait sur la rivière ; au moment où il allait traverser sous une arche du Pont-Neuf, la glace cassa et engloutit ce malheureux garçon, auquel on ne put porter aucun secours. Son chien resta sur la place où il avait perdu son maître, poussant des hurlements affreux, refusant toute nourriture, et menaçant de mordre les personnes qui paraissaient vouloir le prendre. Il y mourut au bout de quelques jours, regretté de tous ceux qui admiraient un exemple aussi rare d'attachement et de fidélité.

CHAPITRE VI.

DE LA CIRCULATION DU SANG.

Dans le *sang* le courage a toujours pris naissance;
C'est du *cœur* que dépend la force et la vaillance,
Et dans cette assurance,
Pour citer la valeur,
On dit vulgairement: *c'est un homme de cœur.*

On appèle *circulation*, ce mouvement par lequel le sang, partant du *cœur*, est continuellement porté dans toutes les parties du corps, au moyen des *artères*, et revient par les *veines* au centre d'où il était parti.

La circulation du sang commence avec la vie, et ne finit qu'à la mort.

Cette fonction reçoit des dénominations différentes, suivant les vaisseaux que le sang parcourt : ainsi il y a la circulation *artérielle*, *veineuse* et *capillaire ;* la circulation *à sang noir*, et la circulation *à sang rouge*.

Chacune de ces dénominations va être expliquée dans la description que nous allons faire de la fonction dont il s'agit.

L'*appareil* de la circulation du sang comprend le cœur, les artères, les vaisseaux capillaires et les veines.

Le *cœur* est un muscle creux, enveloppé dans une espèce de sac membraneux, qui a reçu le nom de *péricarde ;* placé dans la poitrine, entre les deux poumons, et au-dessus du *diaphragme*, sur lequel il est obliquement couché; son intérieur est partagé en quatre cavités, qui communiquent entr'elles, et d'où partent les vaisseaux qui portent le sang dans toutes les parties du corps, et auxquelles viennent se rendre ceux qui le rapportent de toutes ces parties.

De ces quatre cavités, deux sont supérieures, appelées *oreillettes*, distinguées en droite et gauche; deux sont inférieures, nommées *ventricules*, désignés en droit, ou *pulmonaire*, parce qu'il communique avec les poumons, et gauche, ou *aortique*, parce qu'il communique avec l'artère aorte.

Chacune des oreillettes du cœur communique avec le ventricule correspondant par une ouverture arrondie, dont le contour est garni d'une valvule. Du côté droit, cette valvule porte le nom de *tricuspide*, parce qu'elle a trois appendices ; du côté gauche, elle s'appelle *mitrale*, parce qu'elle n'en a que deux.

La cloison, qui sépare les oreillettes, présente à droite un enfoncement appelé *fosse ovale* et qui, dans le fœtus, est occupé par une ouverture nommée *trou de Botal* (du nom de l'anatomiste qui l'a découvert), dont l'usage est de transmettre, avant la naissance, le sang de la veine cave inférieure dans l'oreillette gauche.

Dès que l'enfant qui vient au monde respire, le sang, passant par les poumons, cesse de traverser le trou de Botal, qui alors se referme, et s'oblitère entièrement.

Le cœur est placé, dans l'homme, plus près des parties supérieures que des parties inférieures; et comme cet organe entretient l'activité de tous les autres, en les excitant par le sang qu'il y envoie, il en résulte que les parties supérieures sont plus vivantes que les inférieures. Ainsi la peau du visage est plus colorée que celle des autres parties du corps; et les maladies se développent avec plus d'énergie et de rapidité dans les parties qui sont au-dessus du cœur, que dans celles qui se trouvent au-dessous.

Si le volume du cerveau influe sur les facultés intellectuelles, celui du cœur n'agit pas moins sur les qualités morales : on a remarqué que proportionnellement le cœur était plus gros et plus fort dans les animaux courageux que dans les espèces faibles et timides.

Plusieurs observations semblent prouver que, chez l'homme, le courage dépend de la même cause; c'est sans doute de cette idée que vient la dénomination que l'on donne à un brave, en disant: il a du *cœur;* et celle de *sans cœur*, par laquelle on désigne un lâche, ou un poltron.

Le cœur, par rapport à la circulation, doit être considéré comme un vase creux, partagé en deux par une cloison; le côté droit de ce vase ne reçoit que le sang veineux, et ne communique qu'avec les veines; le côté gauche ne reçoit que le sang artériel, et donne naissance aux artères.

Le système veineux et le système artériel doivent être envisagés, chacun séparément, comme un arbre dont le tronc est au cœur, et qui se divise ensuite en branches et rameaux pour toutes les parties du corps.

L'*artère aorte* est la première et la plus grosse de toutes les artères; elle prend naissance du ventricule gauche du cœur; elle se dirige d'abord en haut et à droite, puis en bas et à gauche, en formant une courbure nommée *crosse de l'aorte*, qui se termine au niveau de la deuxième vertèbre dorsale: ensuite, elle descend le long de la partie latérale gauche de la colonne vertébrale, passe de la poitrine dans l'abdomen, en traversant l'ouverture formée par l'écartement des piliers du diaphragme, et se termine en se bifurquant, au bas de la quatrième vertèbre lombaire.

Les branches artérielles formées par l'aorte sont:

Près de sa racine, les deux petites artères *coronaires* ou *cardiaques*, l'une droite, l'autre gauche, qui vont se perdre dans la substance du cœur.

De la convexité de sa courbure, trois grosses branches, qui sont l'artère *innominée*, divisée bientôt en carotide primitive et sous-clavière droite; et carotide primitive et sous-clavière gauche. Ces trois troncs sont compris sous la dénomination d'*aorte ascendante.*

Les artères *carotides primitives* montent obliquement en dehors, sur les parties latérales et antérieures du cou. L'intervalle qui les sépare est occupé en haut par le larynx, et en bas par la trachée-artère et l'œsophage.

Arrivées au niveau de la partie supérieure du larynx, les carotides se divisent en carotide *externe*, et carotide *interne:* la première se ramifie au cou et aux parties extérieures de la tête; la seconde pénètre dans l'intérieur du crâne, et se distribue principalement au cerveau.

Les artères *sous-clavières* occupent la partie supérieure de la poitrine, et inférieure et latérale du cou; puis, sous le nom d'artère axillaire, elle gagne le creux de l'aisselle, pour de là former l'artère *brachiale* qui, au pli du coude, se divise en *radiale* et *cubitale*, pour se distribuer à l'avant-bras et ensuite, à la main en *arcades artérielles*.

La branche de l'aorte, qui descend dans l'abdomen, a reçu le nom d'aorte *descendante;* elle fournit des artères à chacun des viscères contenus dans cette cavité, savoir : à l'estomac, au foie, à la rate, etc.

De la bifurcation de l'aorte descendante naissent les artères *iliaques primitives*, qui se divisent en *iliaque interne* et *iliaque externe*. De l'iliaque externe naît l'artère *crurale* ou *fémorale* qui descend à la partie interne de la cuisse et gagne le creux du jarret où elle prend le nom de *poplitée;* arrivée au tiers supérieur de la jambe, elle fournit la *tibiale antérieure*, qui se divise bientôt en *tibiale postérieure* et *péronière*.

La tibiale antérieure, arrivée sur le dos du pied, prend le nom de *pédieuse :* la tibiale postérieure fournit, à la plante du pied, la *plantaire externe* et la *plantaire interne*, qui forment des *arcades artérielles*, à l'instar de celles de la main.

Arrivées à l'extrémité de leurs dernières ramifications, les artères communiquent avec les veines au moyen des vaisseaux *capillaires.*

Les *vaissèaux capillaires* font partie de la structure intime de chaque tissu. De leurs anastomoses multipliées et de leur entrelacement varié, résulte un réseau continu, dans lequel les ramifications des veines prennent naissance.

L'extrême finesse des vaisseaux capillaires les dérobe aux recherches qu'on pourrait faire pour connaître leur structure; cependant ils paraissent jouir d'une action qui leur est propre, et les liquides qui les parcourent n'y circulent point sous l'influence des mouvements du cœur.

Les *veines* prennent naissance des vaisseaux capillaires, et, pour rapporter le sang au cœur, suivent la marche inverse des artères; c'est-à-dire que, dans ces dernières, le sang part du tronc pour gagner les branches, tandis que dans les veines ce sont les branches qui rapportent le sang au tronc.

Dans l'intérieur du crâne le sang veineux est versé dans des canaux fibreux, appelés *sinus de la dure-mère*, lesquels se dégorgent dans les veines *jugulaires internes.*

A la poitrine on trouve deux veines principales, la *demi-azygos* et l'*azygos*: la première naît de la seconde: celle-ci reçoit le sang des différents rameaux veineux du thorax.

Dans l'abdomen il existe une veine considérable, appelée *veine porte* qui, par une de ses extrémités, se ramifie sur la plupart des viscères de l'abdomen (*veine porte ventrale*), et par l'autre, se distribue dans le foie (*veine porte hépatique*).

Enfin, tout le système veineux se termine au cœur par deux veines considérables, les veines *caves supérieure* et *inférieure*, qui s'ouvrent dans l'oreillette droite: la première correspond à l'aorte ascendante, la seconde à l'aorte descendante.

Le *sang* est le liquide rouge, qui remplit les artères, les vaisseaux capillaires et les veines.

Exposé à l'air, et en repos dans un vase, il se fige promptement en laissant évaporer une odeur particulière, que quelques auteurs ont désignée sous le nom d'*aura vitalis*. A mesure qu'il se réfroidit, il se partage en deux portions; l'une fluide, aqueuse, jaunâtre, d'une consistance un peu plus grande que celle de l'eau, et d'une saveur salée: c'est le *sérum*.

L'autre portion, solide et rouge, qui est fondue dans le sérum dans l'état ordinaire, est le *coagulum*. Cette substance se sépare, par une lotion prolongée, en deux parties: l'une, qui est de la fibrine, est blanche; l'autre, qui est le *cruor*, est rouge; c'est la partie colorante du sang.

Maintenant, pour comprendre plus facilement le mécanisme de la circulation, qui dans la nature n'a ni commencement ni fin, il faut la supposer commençant au cœur, où le plus grand effort d'impulsion a lieu, et admettre que tous les vaisseaux sanguins sont vides et que le sang y arrive pour la première fois.

Apporté de toutes les parties du corps par les veines caves, le sang est versé dans l'oreillette droite du cœur; celle-ci le chasse dans le ventricule droit, qui à son tour le pousse dans l'artère pulmonaire, d'où il se répand dans les vaisseaux capillaires des poumons. Soumis par la respiration à l'influence de l'air, ce sang veineux perd sa couleur foncée, se change en un rouge vif et devient sang artériel ; repris alors par les radicules veineuses (1), qui se réunissent en rameaux et en branches, il est versé dans l'oreillette gauche par les quatre veines pulmonaires. De l'oreillette gauche, il passe dans le ventricule du même côté, qui, le chassant avec force dans l'artère aorte, l'oblige à parcourir toutes les branches de cette artère jusqu'aux vaisseaux capillaires, auxquels elles aboutissent. Dans ce second trajet, le sang subit une altération inverse de la première : de rouge et écumeux qu'il était, il devient noir et plus fluide, et acquiert les qualités de sang veineux. Dans cet état, il parcourt le système veineux, qui le verse par les veines caves dans l'oreillette droite du cœur, d'où nous l'avons fait partir.

D'après cette description, on voit que les poumons font partie intermédiaire du cœur, puisque le sang les traverse pour passer du côté droit du cœur dans le côté gauche. On

---

(1) C'est improprement que ces radicules, ainsi que les quatre veines pulmonaires, sont nommées *veines ;* elles ne devraient point porter cette dénomination, puisqu'elles ne contiennent que du sang *artériel.*

peut donc comparer le cœur et les poumons à trois vases, qui communiqueraient ensemble (Voyez la planche III, fig. 1re).

Le bocal nº 1 figure le *côté droit du cœur*, et reçoit de la *veine cave* le sang veineux, qu'il envoie au *poumon* figuré par le bocal nº 2, dans lequel le sang, de veineux qu'il était, se change, au moyen de la respiration, en sang artériel, et est renvoyé par les *veines pulmonaires* dans le *côté gauche du cœur* figuré par le bocal nº 3, qui le distribue par l'artère *aorte* dans toutes les parties du corps.

Le cœur est le mobile principal de la circulation; mais son action n'a pas lieu successivement dans ses quatre cavités, ainsi que nous venons de le supposer pour rendre plus intelligible le mécanisme de la circulation à travers cet organe: les deux oreillettes se dilatent en même temps, tandis que les deux ventricules se contractent, et *vice versâ*.

De ces mouvements du cœur résulte une secousse, qui est communiquée, par sa pointe, entre la sixième et la septième côte, du côté gauche de la poitrine; endroit où la main appliquée fait sentir les battements du cœur.

8.

L'impulsion que le sang a reçue en sortant du ventricule gauche du cœur, se communiquant, de proche en proche, à toutes les colonnes du même liquide contenu dans les artères, il en résulte à ces dernières un battement qui a reçu le nom de *pouls*, et que l'on sent facilement au cou, au poignet et dans l'aine.

Le pouls est plus fréquent dans les enfants, les femmes et les sujets d'une petite stature, les passions de l'ame, et un violent exercice du corps, que dans un homme adulte, de haute stature, et paisible au moral comme au physique.

Dans la première année de la vie, le pouls bat jusqu'à cent quarante fois par minute: mais vers la seconde, il n'offre plus que cent pulsations pendant le même intervalle. A l'époque de la puberté, on compte environ quatre-vingts battements par minute; à l'âge viril, soixante-quinze; et enfin chez les vieillards, qui ont passé leur soixantième année, le pouls n'en donne plus que soixante. Les habitants des pays froids l'ont plus lent que ceux des pays chauds.

La circulation du sang a pour but d'entretenir la chaleur et la vie dans toutes les parties du corps humain, en leur portant les matériaux de leurs sécrétions et de leur nutrition.

CHAPITRE VII.

DE LA RESPIRATION.

Aussitôt qu'il est né, l'enfant *respire* et crie;
Par ces premiers accents, une mère attendrie,
Sur le lit de misère, oubliant sa douleur,
De crainte et de plaisir sent palpiter son cœur.

La respiration est cette fonction par laquelle l'air pénètre dans l'intérieur des poumons par l'*inspiration*, y séjourne pour revivifier le sang, et en sort ensuite par l'*expiration*.

C'est une des fonctions les plus essentielles à la vie : elle commence aussitôt après la naissance; sa suspension compromet l'existence, et la mort est l'effet inévitable de sa cessation.

L'*air* est l'aliment de la respiration : c'est un gaz composé de soixante-dix-huit parties d'azote, vingt-une d'oxygène, et une ou deux d'acide carbonique. Il environne notre globe, en formant autour de lui, une couche plus ou moins épaisse appelée *atmosphère*.

L'air atmosphérique exerçant sur tous les corps une pression proportionnée à leur surface, on a calculé qu'un homme de moyenne stature, dont la surface du corps est estimée quinze à seize pieds carrés, se trouvait chargé d'un poids d'air d'environ trente-trois mille livres.

Le corps humain résiste sans effort à cette pression atmosphérique, parce qu'elle s'exerce en tout temps et dans tous les sens; mais, si une partie de sa surface y est momentanément soustraite, comme, par exemple, dans l'application des ventouses, il en résulte que cette partie se gonfle, les humeurs s'y portent en abondance, et la peau éprouve une distension qui menace d'aller jusqu'à la rupture.

L'air s'unit à l'eau et la dissout. C'est en cela que consiste tout le mécanisme de l'évaporation. L'air se sature d'eau, comme l'eau se sature de sels, au point de n'en plus pouvoir dissoudre. Sa chaleur augmentée, accroît sa force dissolvante, qui diminue lorsqu'il réfroidit. La formation de tous les météores aqueux dépend des divers états de la propriété dissolvante de l'air : est-elle considérable? l'atmosphère est chaude, sèche, et l'air serein; lorsqu'elle est saturée, des nuages se forment; la rosée, les brouillards et la pluie naissent ainsi de la diminution de la faculté dissolvante de l'air, comme la neige et la grèle, de son réfroidissement.

L'air se vicie par la respiration et la chaleur. C'est pour cela que plusieurs personnes rassemblées et renfermées dans un petit espace se nuisent, non seulement en dépouillant l'atmosphère de son élément respirable, mais encore en l'altérant par le mélange des matières qu'exhalent leurs corps. Ces émanations animales volatilisées se putréfient dans l'air, et portées dans les poumons par la respiration, elles deviennent le germe des maladies les plus funestes. C'est ainsi que naît et se propage la fièvre des hopitaux et des prisons.

Un air pur, sec et tempéré est celui qui convient le mieux à la respiration. Cependant il est certains états maladifs qui ont besoin d'un air moins pur; les phthisiques par exemple se trouvent mieux dans des lieux bas et humides; c'est sous ce rapport que le séjour dans une étable est avantageux aux pulmoniques. Il en est de l'air comme des aliments, ses qualités doivent être appropriées à l'état des forces vitales des poumons, comme les aliments à la sensibilité de l'estomac.

Deux sortes d'organes servent à la respiration : les uns, externes sont les os, les cartilages et les muscles des parois de la poitrine; les autres, internes, sont la trachée-artère, les bronches et les poumons.

La *poitrine* ou *thorax* peut être considérée comme une espèce de cage osseuse et cartilagineuse. Sa forme approche de celle d'un cône applati en avant et en arrière, arrondi sur les côtés, et dont la base, située en bas, est obliquement coupée de haut en bas et d'avant en arrière, tandis que son sommet est tronqué et oblique en sens inverse.

Les os, qui forment la poitrine, sont en arrière, les douze *vertèbres dorsales;* en avant, le *sternum ;* et sur les parties latérales, les *côtes.*

Ces os donnent attache à des muscles qui, vu leurs usages, sont désignés les uns en *inspirateurs*, parce qu'ils servent à dilater la poitrine pour l'inspiration ; les autres, en *expirateurs*, parce qu'ils concourent à l'affaissement de la poitrine pour l'expiration. Mais, de tous les muscles qui servent à la respiration, c'est le *diaphragme* qui en est le plus puissant moteur. Ce muscle est obliquement tendu à la partie inférieure de la poitrine, qu'il sépare à lui seul de la cavité abdominale. Ses parties latérales, charnues, sont courbées de manière que leur face supérieure est convexe, et leur face inférieure concave. Sa partie moyenne ou *centre aponévrotique*, ressemble à un trèfle dont le pédicule serait remplacé par une échancrure, qui donne passage à l'œsophage et aux vaisseaux qui se portent de l'abdomen dans la poitrine, ou descendent de cette dernière cavité dans le bas-ventre.

La *trachée-artère* fait suite au *larynx*. C'est un conduit formé de segments cartilagineux, terminés postérieurement, et réunis entre eux par une membrane de nature fibreuse, et tapissés intérieurement par une membrane muqueuse, qui est un prolongement de celle de la bouche. La trachée-artère s'étend de la partie moyenne du cou à la poitrine, où elle se bifurque pour former les *bronches*; celles-ci se rendent aux poumons, où elles se divisent et se subdivisent à l'infini.

Les *poumons*, organes dans lesquels s'exécute la respiration proprement dite, remplissent les deux cavités de la poitrine. Celui du côté droit présente trois lobes; le gauche n'en a que deux. Les artères et les nerfs pulmonaires, les artères bronchiques, et les conduits aériens pénètrent dans ces viscères par leur partie superieure interne, appelée *racine du poumon*.

Les poumons sont enveloppés par deux membranes séreuses appelées *plèvres*; celle qui tapisse la face interne de la poitrine se nomme *plèvre costale*; l'autre, qui recouvre les poumons, a reçu le nom de *plèvre pulmonaire*. Les plèvres pulmonaires de chacun des poumons s'adossent l'une à l'autre au milieu de cet organe, et laissent en avant et en arrière de cet adossement des intervalles distingués en *médiastin antérieur* et *postérieur*.

La *respiration* se fait par deux mouvements qui sont l'*inspiration* et l'*expiration*.

L'*inspiration* est le premier acte de la respiration. Dans ce mouvement, les côtes s'élèvent et s'éloignent de l'axe de la poitrine; elles éprouvent en même temps une torsion qui dirige en haut leur face externe, et en dehors leur bord inférieur. Le *sternum* exécute un mouvement de bascule qui porte son extrémité inférieure en avant et en haut; les côtés charnus du diaphragme s'abaissent en se contractant, et refoulent en avant et en bas les viscères abdominaux. La cavité de la poitrine acquiert ainsi de l'aptitude, les poumons obéissent à ce mouvement, et l'air y entre par son propre poids, échauffé et humecté en passant par la bouche, les fosses nasales et la trachée-artère.

L'air ainsi respiré se répand dans le tissu pulmonaire, y séjourne pendant quelques secondes, et agit sur le sang noir ou *veineux*, dont il opère la conversion en sang *artériel*, qui est rouge vermeil et écumeux. Chaque fois que la poitrine d'un adulte se dilate, il entre dans ses poumons de trente à quarante pouces cubes d'air atmosphérique.

L'*expiration* s'effectue par le relâchement du diaphragme et des muscles élévateurs des côtes; celles-ci retournent à leur place naturelle en obéissant à leur élasticité propre, et à celle de leurs cartilages; les espaces intercostaux se rétrécissent, le diaphragme remonte, et les parois de la poitrine, comprimant les poumons de toutes parts, forcent ce viscère à se débarrasser de l'excédant de l'air consommé dans le travail de la respiration, et l'on n'en rend que trente-huit pouces cubes.

L'air *expiré* entraîne avec lui l'eau et l'acide carbonique dont le sang veineux était surchargé, il a perdu alors une grande partie d'oxygène; l'azote reste dans la même proportion, et l'acide carbonique remplace à-peu-près la perte de l'air vital.

L'expiration est séparée de l'inspiration suivante par un intervalle qui est, à peu de chose près, égal en durée à l'inspiration et l'expiration réunies. C'est pendant ce repos des organes extérieurs que se continuent l'élaboration et l'absorption de la petite quantité d'air échappée à l'action expiratoire, et restée en réserve dans les lobules des poumons.

Il est certains phénomènes accessoires à la respiration, parmi lesquels les uns sont liés à l'inspiration dont ils sont la cause ou l'effet : tels sont l'*odoration*, le *baillement* et la *succion;* d'autres se rattachent à l'expiration, tels sont la *voix*, la *parole*, l'*éternuement;* d'autres enfin mettent en jeu ces deux mouvements; de ce nombre sont le *hoquet*, le *rire* et les *sanglots.*

La respiration revivifie le sang, et entretient la *chaleur animale.* Plus la poitrine est large, plus les poumons ont d'étendue et de capacité, plus la respiration est fréquente, plus aussi les animaux ont de chaleur et de vivacité. Les oiseaux, dont l'organe pulmonaire se prolonge dans l'abdomen par divers sacs membraneux, et dont les os sont percés de cavités qui communiquent avec les poumons, consomment beaucoup d'oxygène, soit à raison de la grandeur de ce réceptacle pneumatique, soit parce que leur respiration est fréquente et souvent précipitée; aussi la température habituelle de leur corps est-elle de dix degrés supérieure à celle de l'homme. Les reptiles, au contraire, dont le poumon vésiculaire ne reçoit qu'une très-petite quantité de sang, n'offre à l'air atmosphérique qu'une surface bornée, et chez lesquels la respiration se fait à des intervalles plus prolongés, ont une température qui ne s'élève jamais naturellement au-delà de 7 à 8 degrés.

C'est de cette disposition du poumon que naît la différence qui existe entre les animaux à *sang chaud*, et ceux à *sang froid*.

La chaleur naturelle du corps humain, entretenue par la respiration, est ordinairement à la température de 32 degrés, th. de Réaumur, ou 40 degrés, th. centigrade. Au milieu de l'atmosphère embrâsée de la zône torride, comme sous le climat glacé des régions polaires, pendant les étés les plus ardents et les hivers les plus rigoureux, notre corps conserve le même degré de température. Bien plus, les expériences de Blagden et de Fordyce, en Angleterre; les observations de Duhamel et Tillet, en France, prouvent que le corps humain peut supporter un degré de chaleur qui torréfie et cuit les substances animales inanimées. Les membres de l'académie des sciences ont vu deux jeunes filles entrer dans un four où cuisaient des fruits et des viandes de boucherie; le thermomètre qu'elles y portaient marquait jusqu'à 150 degrés; elles y restaient plusieurs minutes sans en être incommodées.

La chaleur du corps est plus grande dans la jeunesse que chez les vieillards, et suit encore en cela la marche des facultés pulmonaires. Non seulement la chaleur est plus élevée d'un ou deux degrés dans le premier âge, mais encore les jeunes gens conservent plus longtemps après leur mort des restes de chaleur vitale. La même cause fait que les cadavres des personnes mortes subitement sont encore chauds, tandis qu'un froid glacé a déja saisi ceux des individus qu'une longue maladie a conduits à la mort par la destruction lente, graduée, et enfin totale des propriétés vitales.

De la respiration vient la *transpiration pulmonaire.*

Le sang des artères diffère de celui des veines par la grande quantité de sérum qui se trouve dans ce dernier; c'est donc dans les poumons que cette partie aqueuse s'en sépare, et que sa proportion diminue. On présume que la quantité de la transpiration pulmonaire est égale à celle de la transpiration cutanée (quatre livres en vingt-quatre heures). Ces deux excrétions se suppléent réciproquement, et l'augmentation de l'une entraîne constamment une diminution sensible dans la quantité de l'autre.

C'est par la voie de la transpiration pulmonaire et cutanée, que s'échappe au dehors du corps le calorique qui excède la quantité nécessaire.

Pour avoir la preuve de la transpiration pulmonaire ou cutanée, il suffit d'approcher un miroir, ou tout autre corps poli, à une ligne de distance de la bouche, ou du bout du doigt; bientôt la surface en est ternie par une vapeur condensée en gouttelettes extrêmement fines, qui se dissipent lorsqu'on éloigne le miroir.

Ce moyen s'emploie quelquefois pour s'assurer, par la respiration, si un individu, privé de sentiment, est en léthargie, ou a cessé de vivre.

L'interruption de la respiration produit l'*asphyxie*, et quoique ce terme signifie seulement *absence du pouls*, on s'en sert pour désigner toute mort apparente, produite par une cause extérieure qui empêche la respiration, comme l'étranglement, la submersion, et les diverses émanations qui altèrent les qualités respirables de l'air.

L'asphyxie par étranglement, comme par submersion, dépend toujours de ce que les poumons, privés d'air, n'impriment plus au sang qui les traverse les qualités essentielles à l'entretien de la vie. Ce n'est point l'eau qui entre dans les poumons d'un homme qui se noie, qui cause sa mort; c'est seulement l'obstacle que l'eau met à l'introduction de l'air. L'examen anatomique du cadavre d'un noyé présente les poumons affaissés et dans l'état d'expiration; les cavités droites du cœur, les troncs veineux qui y aboutissent, et toutes les veines en général, sont gorgées de sang, tandis que les cavités gauches, et les artères sont presque entièrement vides; de là vient la couleur violette et noire de la peau des noyés.

Dans le nombre des mofettes, ou gaz non-respirables, il en est qui paraissent produire l'asphyxie, seulement en privant les poumons de l'air vital nécessaire à l'entretien de la vie, tandis que d'autres portent manifestement sur l'organe, et dans le sang qui le remplit, un principe vénéneux et délétère.

Parmi les premiers, on doit compter l'*acide carbonique*, produit par le charbon en combustion. Dans l'espèce d'asphyxie occasionnée par ce gaz, et qui est la plus fréquente, le sang conserve sa fluidité, les membres leur flexibilité, et le corps sa chaleur naturelle long-temps encore après la mort; les poumons restent intacts. Dans celles, au contraire, produites par l'hydrogène sulfuré, phosphoré, etc., ou les vapeurs qui s'exhalent des fosses d'aisance, et des cadavres putréfiés, les poumons présentent souvent des taches noires et gangréneuses, et la mort paraît avoir été l'effet d'un poison qui a agi immédiatement sur la surface nerveuse et sensible de l'organe pulmonaire.

La respiration cesse avec la vie, et sa suspension prolongée peut amener la mort; cependant on cite des exemples d'individus qui sont restés long-temps en léthargie, sans donner aucune marque de respiration; l'asphyxie des noyés a offert le même phénomène. On doit donc, toutes les fois qu'une personne présente les apparences de la mort, sans que la cause en soit connue, ou dans les cas d'asphyxie, ne la faire enterrer que lorsque le corps donnera des signes de putréfaction, c'est-à-dire, que la peau changera de couleur, et qu'il s'en exhalera une odeur fétide.

CHAPITRE VIII.

DE LA DIGESTION.

A ses goûts voulant arranger
Le doux penchant qu'il aime à suivre,
L'homme sobre mange pour vivre,
Et le gourmand vit pour manger.

La *digestion* est une fonction commune à tous les animaux ; elle consiste dans les altérations successives que subissent les aliments introduits dans le canal digestif, et d'où résulte la séparation de leur partie nutritive et l'évacuation de leur partie excrémentitielle.

Souvent aussi le mot *digestion* est employé pour désigner l'élaboration particulière que les aliments éprouvent dans l'estomac.

Les animaux seuls sont pourvus d'organes digestifs ; tous, depuis l'homme jusqu'au potype, présentent une cavité alimentaire diversement figurée; l'existence d'un appareil digestif peut donc être donnée comme le caractère essentiel de l'animalité.

Dans l'homme, cet appareil consiste en un long canal qui s'étend de la bouche à l'anus; les différentes parties de ce tube n'ont point une ampleur égale : d'abord évasé dans la portion qui forme la bouche et le pharynx, il devient plus étroit dans l'œsophage; celui-ci, en se dilatant beaucoup, donne naissance à l'estomac, qui se rétrécit de nouveau pour se continuer sous le nom de *tube intestinal.* Ce conduit présente lui-même une grosseur bien différente dans les divers points de son étendue; et c'est sur cette différence de grandeur que sont établies les divisions des anatomistes.

La longueur du tube digestif est de cinq à six fois celle de tout le corps dans un homme adulte; elle est proportionnellement plus considérable dans l'enfant : à cet âge aussi la digestion est plus active, en raison du besoin qu'a l'individu de croître et de réparer.

La cavité digestive est, dans l'homme, ouverte par ses deux extrémités; chez quelques animaux, les zoophytes par exemple, une ouverture unique, remplissant à la fois les fonctions de la bouche et de l'anus, sert à l'entrée des aliments et à la sortie de leur résidu excrémentitiel.

L'étendue des voies digestives est relative à la nature des aliments dont les animaux se nourrissent; moins ces aliments sont analogues, par leur nature, à la substance de l'animal qu'ils doivent nourrir, plus ils séjournent longtemps dans l'intérieur de son corps, afin d'y subir les changements nécessaires à leur animalisation. Aussi observe-t-on que l'intestin des *herbivores* est très-long, leur estomac fort ample et souvent multiple, tandis que les *carnivores* ont un tube digestif court, étroit et tellement disposé que les substances animales qui nourrissent davantage sous un moindre volume, dont la digestion est plus facile et plus prompte, et qui d'ailleurs eussent pu s'y putréfier par un trop long séjour, le parcourent avec rapidité.

Sous ce rapport, l'homme tient le milieu entre les espèces qui se nourrissent de chairs, et celles qui ne vivent que de végétaux; il est donc indistinctement appelé à ces deux nourritures; il n'est exclusivement ni carnivore, ni herbivore, mais *omnivore*, ou *polyphage.*

Les *aliments* dont l'homme se nourrit sont *solides* ou *liquides;* les aliments *solides* sont tirés des *animaux* ou des *végétaux*. Le règne *minéral* ne fournit que des assaisonnements, des médicaments ou des poisons.

Les aliments *liquides* sont pris aussi, à l'exception de l'eau, parmi les êtres organisés; ainsi, les liqueurs douces, fermentées ou alcoholiques, proviennent des plantes, et le lait des animaux.

L'*eau* est la boisson la plus généralement usitée; elle mitige les principes stimulants des autres liquides, et sert de véhicule aux aliments solides qu'elle fluidifie.

L'*aliment* est tout ce qui nourrit, tout ce qui est altérable par l'action des organes digestifs. Les substances réfractaires à cette action jouissent à un degré plus ou moins grand de la propriété de troubler l'action du tube digestif, qui se révolte contre tout ce qui lui résiste. Il n'y a point de différence entre le *médicament* et le *poison;* nos remèdes les plus énergiques sont tirés des substances vénéneuses; l'*émétique*, le *sublimé corrosif*, l'*opium*, si efficaces dans les mains d'un habile médecin, deviennent des poisons violents lorsqu'ils sont donnés à trop forte dose, ou à contre-temps; ils résistent aux forces digestives, ne leur fournissent rien d'altérable, tandis que les médicaments doux cèdent à ces forces, et rentrent dans la classe des aliments. C'est ainsi que les tisanes d'eau de poulet ou de veau, et autres, employées dans les maladies, ne servent qu'à tromper la faim et la soif du malade, pour empêcher qu'il n'introduise dans son estomac des substances dont la digestion laborieuse et l'agitation qui en serait le résultat, troubleraient la marche que doit suivre la nature, pour amener la guérison.

Les aliments tirés des végétaux nourrissent moins bien que ceux tirés du règne animal, parce que, sous le même volume, ils contiennent moins de molécules assimilables à notre propre substance. De toutes les parties des végétaux, la *fécule* est la plus nutritive; mais elle se prête d'autant mieux à l'action des organes digestifs, qu'elle a déja éprouvé un commencement de fermentation; c'est pour cette raison que le *pain levé* est le meilleur de tous les aliments végétaux.

Les chairs des jeunes animaux nourrissent moins bien que celles des animaux faits.

Quelle que soit la nature des aliments que nous prenons, l'action de nos organes en sépare toujours les mêmes principes nutritifs; en effet, que nous nous nourrissions entièrement d'animaux ou de végétaux, la composition intime de nos organes ne change point; c'est ce qui a fait dire à Hippocrate : *il existe plusieurs espèces d'aliments, mais il n'y a qu'un seul aliment.*

Quoique l'homme, appelé à vivre sous toutes les latitudes, puisse user de toutes sortes d'aliments, on observe que les habitants des pays chauds préfèrent un régime végétal. Les Brachmanes dans l'Inde, les peuples des Canaries et du Brésil, qui vivent presqu'uniquement d'herbages, de graines et de racines, habitent sous un climat contre les ardeurs duquel ils sont obligés de se défendre; or, la digestion des végétaux est accompagnée de moins d'irritation et de chaleur. Les peuples du nord, au contraire, sont voraces par instinct et par nécessité; ils consomment des quantités énormes d'aliments, et préfèrent les viandes les plus succulentes Obligés de lutter sans cesse contre l'action du froid, qui tend à engourdir les puissances vitales, et à arrêter tout mouvement organique; leur vie n'est qu'un combat continuel contre les influences extérieures.

Les excès dans les boissons spiritueuses sont mortels pour les Européens transportés sous le ciel brûlant des Antilles, tandis que les Russes, dans leur pays, abusent impunément des boissons les plus fortes, et vivent jusqu'à un terme fort avancé, au milieu des excès auxquels succomberait promptement un habitant du midi de l'Europe.

Cette influence du climat s'étend du régime de l'homme en santé à celui de l'homme malade, et l'expérience a prouvé que la médecine devait être différente suivant les lieux où on l'exerce : dans les pays chauds elle doit être tempérante, rafraîchissante : dans les pays froids, au contraire, les remèdes les plus énergiques sont ceux qui conviennent le mieux.

Les médecins anglais prodiguent sans danger des purgatifs qui ailleurs seraient des médicaments incendiaires.

De la faim et de la soif.

On désigne par les noms de *faim* et de *soif*, deux sensations qui nous avertissent du besoin qu'a notre corps de réparer les pertes continuelles qu'entraîne le mouvement vital.

L'*appétit* précède ordinairement la faim; c'est un désir modéré des aliments, accompagné de quelque plaisir. Il intéresse principalement la bouche, où il détermine l'afflux de la salive; c'est sans doute cette sensation qui a donné lieu au proverbe : *l'eau en vient à la bouche.*

La *faim* a son siége dans l'estomac, dont elle fait connaître l'*inanition;* si elle se prolonge un certain temps elle étend ses effets sur toute l'économie, et donne lieu aux accidents les plus funestes.

Les effets d'une abstinence prolongée sont : la diminution du poids du corps, diminution déja sensible au bout de vingt-quatre heures; l'amaigrissement par la perte de la graisse; la décoloration des fluides, et surtout du sang; la chûte des forces; une grande sensibilité avec insomnie, et des tiraillements douloureux dans la région de l'estomac.

On meurt de faim d'autant plus promptement qu'on est plus jeune et plus robuste. C'est ainsi qu'Ugolin, dont le Dante nous a transmis l'épouvantable histoire, condamné à périr d'inanition avec ses quatre fils, mourut le dernier, au huitième jour, après avoir vu expirer ses enfants, dans les cris du désespoir et les convulsions de la rage.

Au rapport de quelques physiologistes, on cite des individus qui ont passé dix-huit mois, deux, trois, quatre, cinq, et même dix années sans prendre aucune nourriture. On trouve dans les Mémoires de la Société d'Édimbourg, l'histoire d'une femme qui vécut avec du petit-lait seulement pendant cinquante années; mais les sujets de ces observations, dont quelques-unes manquent du degré d'authenticité nécessaire pour qu'on puisse y ajouter foi, sont, pour la plupart, des femmes faibles et délicates, vivant dans la retraite, livrées à une inaction absolue, et chez lesquelles la vie, en partie éteinte, ne se manifestait que par un pouls presque insensible, et une respiration rare et peu marquée.

On a cherché à expliquer de diverses manières la cause prochaine de la faim, et l'effet qu'elle produit; mais les phénomènes de la nature qui se passent hors de nos sens, sont au-dessus de toute explication. Cependant tout fait penser que l'on doit considérer la faim comme une sensation nerveuse qui, existant dans l'estomac, se fait ressentir sympathiquement dans toutes les parties, et, entretenant un excitement vif et soutenu dans l'organe où elle a principalement son siége, y appelle de toutes parts les humeurs. Ce phénomène, comme tous ceux qui dépendent de l'action nerveuse, est soumis aux lois de l'habitude, à l'influence du sommeil et des passions de l'ame, dont l'empire est si grand que l'on a vu des gens de lettres, absorbés par les travaux de l'esprit, oublier totalement qu'ils avaient besoin de nourriture.

Tout ce qui réveille la sensibilité de l'estomac d'une manière directe ou sympathique, augmente l'appétit et occasionne la faim, qui est encore provoquée par les boissons spiritueuses et les aliments de haut goût, lors même que l'estomac est déja rempli outre mesure.

Selon l'âge, la faim offre des différences: ainsi, elle est plus pressante dans l'enfance, régulière dans l'âge adulte, et languissante chez les vieillards; selon le sexe : elle est généralement plus forte chez l'homme que chez la femme; selon l'espèce d'animal : elle se renouvelle plus souvent et avec plus d'énergie chez ceux à sang chaud que chez ceux à sang froid; elle varie encore selon la nature des aliments dont on fait usage; enfin l'état de maladie influe d'une manière remarquable sur la faim, et la déprave ou l'abolit entièrement.

Chez les sujets faibles et les vieillards, la faim a besoin d'être satisfaite souvent par de petits repas. En général, il convient de laisser entre chaque repas un intervalle de trois à quatre heures; ce temps est nécessaire pour que la digestion se fasse, et que l'estomac puisse se reposer.

La *soif* est d'abord bornée à la bouche, où elle produit un sentiment de chaleur et de sécheresse. Si elle n'est point satisfaite, il en résulte bientôt l'inflammation de la gorge, et du désordre dans toutes les fonctions. La soif est encore plus impérieuse que la faim, et fait souffrir davantage ceux qui sont forcés de l'endurer.

L'usage de l'eau n'est pas le plus sûr moyen d'apaiser la soif; il convient, pour rendre cette boisson plus stimulante des glandes muqueuses et salivaires, d'y mêler quelque spiritueux, ou des acides en petite quantité. Ce moyen est avantageux aux voyageurs qui sont exposés l'été à la chaleur brûlante du soleil.

Il n'y a pas encore cinquante ans que beaucoup de médecins, conduits par un faux système, traitaient leurs malades en les gorgeant de liquides. Nous avons entre nos mains la lettre qu'une dame écrivait, à cette époque, à son médecin, le docteur *Pomme*, et dans laquelle elle lui reproche que depuis quatre ans qu'il la traite, elle a pris, d'après l'état exact qu'elle en a tenu, *quinze mille pintes de tisane*, tant eau de veau que de poulet; *quatorze cent pintes de petit-lait; douze mille lavements*, et plus de *trois cents bains*, sans que tout cela ait pu la guérir.

Si les médecins d'aujourd'hui ne guérissent pas plus que ceux d'autrefois, du moins le traitement qu'ils prescrivent est-il moins considérable, et plus conséquent.

Appareil digestif.

L'*appareil digestif* commence à la bouche, se continue dans la poitrine et dans l'abdomen, sous la forme d'un canal enflé ou rétréci dans plusieurs points, et se termine à l'anus.

La *bouche* est formée par les deux lèvres. Sa *cavité* est bornée en haut par le *palais ;* en bas par la *langue ;* en avant par les *dents ;* sur les côtés par les *joues*, et en arrière par le *voile du palais.*

Les *lèvres* sont distinguées en *supérieure* et *inférieure :* elles se réunissent par des angles aigus appelés *commissures.*

Les *dents*, enchâssées par leurs *racines* dans les *alvéoles* des os maxillaires, et maintenues par les *gencives*, ont leur *couronne* recouverte de l'*émail*, substance blanche inaltérable au contact de l'air, et qui ne se prolonge pas au-delà du *collet*, partie retrécie qui sépare la racine de la couronne.

Il y a seize dents à chaque mâchoire, dans l'homme fait, savoir : quatre *incisives* en avant, deux *canines* ou *laniaires* sur les côtés, et dix *molaires* en arrière, dont deux petites et trois grosses de chaque côté.

L'usage des dents incisives est de *couper ;* celui des canines ou laniaires de *déchirer ;* et les molaires servent à *broyer*, à *moudre ;* ainsi que l'indiquent, pour chacun de leurs usages, les noms de ces trois sortes de dents.

La *langue* est placée dans la concavité de la courbure du bord dentaire inférieur ; sa face inférieure donne attache au *frein* ou *filet.*

Le *voile du palais* fait l'office d'une cloison mobile qui sépare la bouche du pharynx. Il est attaché à la voûte palatine par son bord supérieur ; son bord inférieur, libre et concave, donne naissance à la *luette.* Il se termine de chaque côté, par deux *piliers*, entre lesquels est placée la *glande amygdale.*

Le *pharynx* ou *arrière-bouche*, est une cavité évasée qui communique avec la bouche par le *détroit* ou *isthme du gosier*, avec les fosses nasales par les *narines postérieures*, avec le conduit aérien par *l'ouverture supérieure du larynx*, et avec l'oreille par la *trompe d'Eustache* ou *conduit guttural* du tympan.

L'*œsophage* fait suite au pharynx : c'est un long conduit étroit, qui descend dans la poitrine, couché sur la colonne vertébrale, et traverse le diaphragme pour s'aboucher avec l'estomac par une ouverture qui a reçu le le nom de *cardia*.

Les organes digestifs qui font suite aux précédents, et dont il nous reste à traiter, occupent une grande partie du *bas-ventre* ou *abdomen* (1).

---

(1) Afin d'assigner avec plus de précision la situation et les rapports respectifs des organes contenus dans l'abdomen, on partage cette cavité en plusieurs régions : 1° une *supérieure*, ou *épigastrique*, qui s'étend depuis le creux de l'estomac jusqu'à trois travers de doigt au-dessus du nombril ou ombilic; 2° une *moyenne*, ou *ombilicale*, qui commence où finit la première, et se termine à trois travers de doigt au-dessous de l'ombilic; 3° une *inférieure*, ou *hypogastrique*, qui comprend le reste du bas-ventre. Chacune de ces régions est subdivisée en

L'*estomac* est un viscère creux que l'on compare vulgairement à une cornemuse : il est situé obliquement dans l'épigastre, au-dessous du diaphragme, et occupe une partie de l'hypochondre gauche. Sa grosse extrémité, tournée en haut et à gauche, est voisine de la rate, et sa petite extrémité, dirigée en bas et à droite, est recouverte par le foie.

Le volume, la situation relative et la direction de cet organe varient selon son état de plénitude ou de vacuité, et les diverses attitudes que prend le corps.

L'estomac communique avec l'œsophage par le *cardia*, et avec les intestins par le *pylore* qui est un orifice étroit, entouré en dehors d'un bourrelet fibreux, et offrant en dedans une espèce de valvule formée par les membranes muqueuses et musculeuses de ces parties. Le pylore donne passage aux substances con-

---

trois autres : le milieu de la première s'appelle *épigastre*, ou *creux de l'estomac*, et les côtés les *hypochondres ;* la partie moyenne de la deuxième se nomme *ombilic*, et les régions latérales, les *côtés*, les *flancs*, et en arrière les *lombes ;* enfin, le milieu de la troisième prend le nom d'*hypogastre*, et les côtés, celui de *régions iliaques*.

tenues dans l'estomac, et vu son emploi, a été nommé, par quelques physiologistes, *le portier de l'estomac.*

Les *intestins* s'étendent du pylore à l'anus, en se repliant diversement sur eux-mêmes. On les divise en deux parties : la première, appelée *intestins grèles*, parce qu'ils sont étroits, comprend le *duodénum*, le *jéjunum* et l'*iléon* : la deuxième, nommée *gros intestins*, parce que leur largeur est d'un plus grand diamètre, se compose du *cœcum*, du *colon*, et du *rectum :* ce dernier finit à l'anus.

Les aliments portés à la bouche et introduits dans sa cavité par ce qu'on appelle *préhension*, sont d'abord explorés par le sens du goût. Portés ensuite sous les dents par la langue, pour la *mastication*, ils y subissent une trituration par l'attrition de la mâchoire inférieure sur la supérieure. Pendant ce travail, les joues et la langue les ramènent sans cesse entre les bords dentaires, pendant que la salive, la chaleur de la bouche et l'air contenu dans cette cavité, les pénètrent et les ramollissent. Lorsqu'ils ont été suffisamment broyés par la répétition de tous ces mouvements, les joues se dépriment et les ramassent sur la langue, dont la pointe parcourt toutes les sinuosités de la bouche pour en saisir les parcelles éparses et former le *bol alimentaire*. Alors commence la *déglutition*, dont le mécanisme est très-compliqué : la mâchoire inférieure, rapprochée de la supérieure par les muscles élévateurs, devient le point d'appui de plusieurs autres muscles qui meuvent la langue, le pharynx et le larynx, dans l'acte de la déglutition. La langue redresse sa pointe, et l'applique sur la voûte palatine, en même temps qu'elle se courbe selon son diamètre transverse, pour former, par ce double mouvement, une gouttière longitudinale inclinée, dans laquelle glisse le bol alimentaire, jusqu'à l'isthme du gosier qu'il doit franchir.

Pendant que cette action s'exécute, le voile du palais, qui a pris une direction horizontale, s'oppose au retour des aliments par les fosses nasales, tandis que leur entrée dans le canal aérien est empêchée par l'épiglotte, qui, poussée par la base de la langue, s'est abaissée sur l'ouverture supérieure du larynx.

Le pharynx, élevé en même temps que le

larynx, se porte au devant des aliments, les reçoit, et, se contractant du haut en bas, et de la circonférence au centre, les chasse dans l'œsophage. Tout alors redevient à son état ordinaire.

Parvenus dans l'œsophage, les aliments parcourent ce conduit, en obéissant à sa contraction, jusqu'à l'estomac, dans la cavité duquel ils descendent en traversant le cardia.

La préhension des boissons s'exécute soit à l'aide d'un vase placé entre les lèvres, soit par succion, comme l'enfant à la mamelle, soit enfin en les précipitant dans le pharynx, la bouche étant ouverte, et la tête renversée en arrière.

Leur déglutition s'opère de la même manière que celle des solides; elle exige cependant une précision plus grande dans l'action des organes, en raison de la mobilité extrême des molécules qui composent les substances liquides.

En s'accumulant dans l'estomac, les substances alimentaires écartent les parois et augmentent tous les diamètres de sa cavité.

Lorsque la distention est suffisante, on éprouve le sentiment de la *satiété*, et bientôt même du dégoût pour les aliments. Alors les forces de la vie se concentrent dans l'organe, qui se livre tout entier à un mouvement tonique vague, appelé par les anciens *péristole*, par lequel il embrasse la matière qu'il agite doucement. La circulation devient plus active; la chaleur se développe; le *suc gastrique* est exhalé en abondance : c'est alors que s'opère le travail de la *digestion* proprement dite.

Ramollie par le concours de toutes ces causes, la substance alimentaire s'animalise et se convertit, de la superficie vers le centre, en une pulpe grisâtre et d'une odeur acéteuse, qu'on appelle *chyme*. Le mouvement vague de l'estomac se régularise, et prend une direction constante du cardia au pylore. Celui-ci ne s'ouvre que lorsque la *chymification* est complètement achevée; alors il livre passage au chyme, qui s'écoule peu à peu dans le duodénum, où commencent les intestins.

Les liquides portés dans l'estomac, et qui contiennent de l'albumine, de la gélatine, de la graisse, du mucilage, de la fécule, etc., éprouvent aussi les effets de la chymification : ces dernières substances se concrètent, en se séparant de l'eau dans laquelle elles étaient dissoutes, passent à l'état de chyme, et partagent ultérieurement les diverses altérations que subissent les aliments solides dans le cours de la digestion.

C'est pendant le séjour que le chyme fait dans le duodénum, qu'il contracte de nouvelles qualités : il y devient jaunâtre, amer, et y perd une partie de son acidité par son mélange avec la bile.

Acquérant alors un nouveau degré d'animalisation, le chyme se sépare en deux portions : l'une, plus légère, fluide, lactiforme, et se portant toujours à l'extérieur, est appelée *chyle;* l'autre, grossière et jaunâtre, est la partie excrémentitielle, qui occupe le centre de la pulpe alimentaire.

Cette pulpe ainsi préparée est transmise par le duodénum au jéjunum et à l'iléon. Sa progression favorisée par les mouvements *péristaltiques* et par les mouvements de *rétraction* des parois du canal intestinal, est ralentie dans l'intérieur des intestins grêles par leurs nombreuses circonvolutions. Cette disposition permet aux ouvertures des vaisseaux absorbants de pomper tout le chyle, qui occupe, comme il a été dit, l'extérieur de la pâte chymeuse, et se trouve par conséquent en contact avec la surface interne des intestins.

Dépouillées de la plus grande partie de leur portion nutritive, les matières alimentaires arrivent au cœcum (premier des gros intestins); là elles prennent les caractères qui les constituent *matières stercorales* ou *fécales.* Ces caractères se prononcent davantage pendant le séjour qu'elles font dans le colon, par l'absorption du reste de la partie nutritive. C'est dans cet intestin que les matières se moulent et contractent une odeur fétide.

Arrivés dans le rectum (dernier des gros intestins), les excréments s'y amassent, deviennent plus denses, et déterminent par suite un sentiment de gêne qui avertit du besoin de s'en débarrasser. Alors le rectum entre en contraction; et aidé par l'action des muscles du bas-ventre et du diaphragme, il les expulse, en surmontant la résistance que lui oppose les *sphincters de l'anus.*

Des *gaz*, en quantité variable, se forment continuellement dans l'estomac et les intestins, surtout pendant le temps de la digestion : les éléments qui les composent sont l'*oxigène*, l'*acide carbonique*, l'*azote* et l'*hydrogène pur*, *carboné* et *sulfuré* ; c'est surtout à cette dernière combinaison que les vents que l'on rend par en bas, doivent leur odeur fétide.

Le chyle résulte de la digestion : c'est un fluide blanchâtre, d'une saveur douce et d'une consistance analogue à celle du lait ; porté par les *vaisseaux absorbants* dans le *canal thorachique*, celui-ci le verse dans la veine *sous-clavière gauche*, où il se met pour la première fois en contact avec le sang. L'entrée du chyle dans le torrent circulatoire est annoncée par l'accélération du pouls, l'accroissement de la chaleur et la réconfortation de tous les organes.

D'après la description que nous venons de donner de la digestion, il semblerait que les organes destinés à cette fonction ne peuvent admettre, dans leur intérieur, que des substances rendues molles et douces par la tritation ? Cependant, on a vu des individus parvenir, soit par l'habitude, soit pour satisfaire un appétit dépravé, à avaler des corps d'une dureté et d'un volume considérable.

Jacques de Falaise, que tout Paris a été à même de voir, avalait des anguilles, des oiseaux, des souris vivantes; une pipe, des noix, une montre; et même introduisait dans son estomac, une lame de sabre de dix-huit pouces de longueur.

On cite un avaleur plus surprenant encore! et ce fait, qui arriva en 1774, ne peut être révoqué en doute puisqu'il est attesté par les docteurs de Courcelles, premier médecin de la marine de Brest, Fournier, médecin ordinaire du Roi, et par un commissaire : Cet individu, forçat du bagne de Brest, et depuis long-temps dans un état d'imbécillité et de marasme, avait par moment un appétit dévorant, et, pour le satisfaire, avalait des morceaux de cuir, de bois, et autres substances qui tombaient sous sa main. Il se plaignait depuis deux jours d'une faim qu'il ne pouvait apaiser, lorsque tout-à-coup il tomba mort, en traversant une des salles de l'hôpital de Brest, où il était depuis quelques mois.

Voulant connaître la cause de cet accident, on fit l'ouverture de son corps, et on trouva dans son estomac : seize morceaux de bois d'épaisseurs différentes, et longs de deux à cinq pouces; une portion de cercle de barrique de cinq pouces de longueur, sur un pouce de largeur, et deux lignes d'épaisseur; un bouchon de bois d'un pouce de long et d'un pouce de diamètre; une cuillère de bois longue de cinq pouces et demi; un tuyau d'entonnoir de fer-blanc, de trois pouces et demi de longueur; le manche d'une cuillère d'étain, et une cuillère d'étain entière, dont le cuilleron était replié; deux autres cuillerons d'étain; un briquet de fer de trois pouces de long et d'un demi pouce de large, pesant une once quatre gros et demi; un fourneau de pipe et un morceau de tuyau; un clou épointé avec sa tête, de deux pouces de long; un autre clou, d'un pouce et demi de longueur, très-pointu; trois portions de boucles d'étain; cinq noyaux de prunes; un petit morceau de corne; deux morceaux de cuir, de forme irrégulière; deux morceaux de verre blanc, dont le plus grand avait un pouce quatre lignes de long sur un pouce de large; enfin, un couteau avec sa lame à manche de bois recourbé, connu sous le nom d'*Eustache*, ayant trois pouces et demi de longueur, et un pouce dans sa plus grande largeur; toutes ces substances, trouvées dans l'estomac, formaient quarante-cinq pièces, et pesaient, en totalité, une livre dix onces quatre gros.

On présume que la mort subite de cet homme a été produite par une suffocation, dont la distention de l'estomac a été la cause.

Nous profiterons de l'occasion pour rappeler ici que l'habitude qu'ont certaines personnes, et surtout les enfants, d'avaler les noyaux de cerises, en mangeant ce fruit, peut avoir les suites les plus funestes.

CHAPITRE IX.

DES SÉCRÉTIONS.

La nature n'est pas une aveugle puissance,
C'est un art qui se cache à l'humaine ignorance.

POPE, *Essai sur l'homme.*

On entend par sécrétions les fonctions de certains organes du corps humain, appelés *sécréteurs*, qui fabriquent, avec le sang, des *humeurs* de diverses natures, destinées à des offices particuliers.

La sécrétion est une des fonctions les plus générales de la nature organisée ; elle s'observe chez les végétaux comme chez les animaux : dans les plantes, certaines parties sont destinées à confectionner avec la *sève*, ou de la *gomme*, ou de l'*huile*, ou les *sucs des fleurs*, etc. Il en est de même dans les animaux, et chez certains d'entre eux, ces sécrétions sont plus nombreuses que chez l'homme.

Les fluides sécrétés ont trois destinations différentes : les uns restent dans l'intérieur du corps, et sont nommés pour cela, fluides *récrémentitiels ;* les autres sont excrétés ou chassés au dehors, et sont désignés fluides *excrémentitiels ;* d'autres, enfin, sont en partie retenus, et en partie chassés du corps, et reçoivent, de ce double usage, le nom de fluides *récrément-excrémentitiels.*

D'après la considération de leurs appareils, les sécrétions sont divisées : 1° en sécrétion *perspiratoire ;* 2° en sécrétion *folliculaire ;* 3° en sécrétion *glandulaire.*

Sécrétion perspiratoire.

La sécrétion *perspiratoire*, ou *exhalation*, est une sorte de transsudation vitale de fluides existant presque tout formés dans le sang, et que fournissent les capillaires artériels. L'humeur qui en résulte reste à l'état liquide dans les parties profondes, et passe ordinairement à l'état de vapeur sur les membranes exposées au contact de l'air.

La *perspiration*, ou sécrétion perspiratoire, prend à la peau et au poumon, le nom de *transpiration*; on l'appelle *insensible* lorsque le fluide est vaporié de suite (1). Lorsqu'il est condensé en gouttelettes sur la peau, il prend le nom de *sueur*. L'élévation de la température de l'atmosphère et surtout son humidité, l'exercice, les boissons chaudes, prises avec excès, donnent lieu à ce dernier effet.

Les transpirations pulmonaires et cutanées se suppléent réciproquement; les expériences de Sanctorius ont prouvé que les fluides perspiratoires de la peau et des poumons formaient la partie la plus considérable de toutes les excrétions.

La perspiration dans le tissu cellulaire donne naissance à deux humeurs différentes qui sont la *graisse* et la *sérosité*.

La *graisse* varie par sa consistance et sa couleur.

(1) L'existence de la transpiration insensible se prouve facilement par la couche humide que l'application des doigts, ou la respiration, déposent sur les corps polis et froids, tels que les glaces, le marbre et les métaux.

Plus abondante chez l'enfant et la femme, dans les tempéraments lymphatiques et sanguins, et chez les peuples du nord, elle protége les organes, conserve la température du corps, diminue la susceptibilité nerveuse, entretient la souplesse des parties, et fournit aux besoins de la nutrition; c'est pour cela que tout individu, soumis à une diète sévère, maigrit promptement, surtout s'il a beaucoup d'embonpoint. Il en est de même pour les animaux. Les marmotes acquièrent un embonpoint prodigieux pendant la saison de l'automne, puis s'enferment sans provisions dans leurs terriers, pour y vivre durant six mois d'hiver, aux dépens de la graisse qui surcharge tous leurs organes. Lorsqu'au printemps l'engourdissement cesse et qu'elles se réveillent de leur sommeil, elles sont, pour la plupart, réduites à un état de maigreur extrême.

La *sérosité* du tissu cellulaire se rencontre partout où la graisse se trouve; mais il est quelques endroits où elle existe isolément: tels sont les paupières et les parties susceptibles de dilatation.

La sérosité donne au tissu cellulaire toute la souplesse et la laxité nécessaires aux mouvements des organes que ce tissu environne. Elle sert encore à lubréfier les surfaces libres des membranes séreuses. Dans les articulations mobiles des os, elle prend le nom de *synovie*. Dans l'état de santé, l'exhalation et l'absorption de la sérosité se maintiennent en équilibre; dans l'état de maladie, soit que l'exhalation soit augmentée, ou que l'absorption soit diminuée, il en résulte l'*hydropisie*.

Les *humeurs de l'œil* sont également fournies par leurs membranes propres, et se rapprochent beaucoup, sous ce rapport, des fluides perspiratoires précédents.

La *moelle* est due à la perspiration de la membrane médullaire, qui tapisse l'intérieur des os.

Le *suc médullaire* de la partie spongieuse des os est un fluide oléagineux qui en remplit toutes les cellules.

Ces deux fluides paraissent avoir, dans les os, les mêmes usages que la graisse et la sérosité, dans le tissu cellulaire.

Sécrétions folliculaires.

La sécrétion *folliculaire* a lieu, comme son nom l'indique, à la surface interne des *follicules*; on appelle ainsi des organes sécréteurs qui ont la forme d'ampoules ou de vésicules, et qui, situés dans l'épaisseur de la peau et des membranes muqueuses, sécrètent une humeur linifiante et destinée à lubrifier ces surfaces qui sont toujours en contact avec des corps étrangers. On reconnaît deux espèces de sécrétions folliculaires : la première se remarque daus toute l'étendue des membranes muqueuses, qui revêtent la bouche, le canal digestif, les voies aériennes, les fosses nasales, etc. Ces follicules réunis et groupés forment les *amygdales* qui sont situées au fond de la bouche.

Le fluide *muqueux*, que secrètent les follicules de la première espèce, a l'aspect du blanc d'œuf; ses usages sont de lubrifier les surfaces qui doivent livrer passage aux substances extérieures ou aux matières excrémentitielles, et de prévenir l'irritation qui pourrait résulter du contact immédiat de ces matières.

La seconde espèce de sécrétion folliculaire, moins générale que la précédente, a lieu par des follicules enchassées dans l'épaisseur de la peau. Ceux-ci sont agglomérés dans les *caroncules lacrimales*, et rangés sur la même ligne dans les *glandes de méïbomius*, qui garnissent le côté interne du bord libre des paupières.

L'humeur *sébacée*, fournie par cette seconde espèce de follicules, est grasse et jaunâtre; c'est une sorte d'huile propre à oindre les parties et à prévenir les dangers du frottement.

Sécrétion glandulaire.

La sécrétion *glandulaire* se fait par le moyen des glandes *conglomérées* (1); celles-ci sont placées au voisinage des appareils, aux fonctions desquels elles participent.

Les *conduits excréteurs* des glandes sont uniques dans de certaines, et multiples dans d'au-

(1) On nomme glandes *conglomérées* celles qui sécrètent des fluïdes particuliers, pour les distinguer des glandes lymphatiques, auxquelles on a assigné la dénomination de glandes *conglobées*.

tres. Le foie et les reins présentent de plus un *réservoir* pour la liqueur qu'ils sécrètent.

Il est certains organes glanduleux qui sont privés de conduits excréteurs, et dont les véritables usages sont encore ignorés : de ce nombre sont le *thymus*, les *capsules rurrénales* et la glande *thyroïde*.

Les artères des glandes arrivent ordinairement à ces organes par leur base, et se divisent en plusieurs rameaux avant de pénétrer dans leur intérieur; elles apportent en même temps les matériaux de la nutrition et les éléments des sécrétions. Le foie fait cependant exception à cette règle générale.

Sécrétion des larmes. Elle s'opère par une petite glande, dite *lacrymale*, située dans la fossette de la paroi supérieure de l'orbite, et placée au milieu de la graisse molle et blanchâtre de cette cavité.

Les canaux excréteurs de cette glande, au nombre de sept à huit, sortent par sa partie antérieure, et percent la conjoncture de la paupière supérieure pour verser les larmes au-devant de l'œil, sur lequel le clignotement les répand uniformément.

L'usage des larmes est de faciliter les mouvements des paupières et du globe oculaire, et de le garantir de l'irritation qu'y produirait le contact de l'air et des corps étrangers répandus dans l'atmosphère.

L'air extérieur enlève une partie des larmes par l'évaporation ; le reste est aspiré par les *points lacrymaux*, qui sont les orifices tuberculeux des conduits du même nom. Les *conduits lacrymaux* portent les larmes dans le *sac lacrymal*, d'où elles passent par le *canal nasal* dans les fosses nasales, pour se mêler au mucus de ces cavités dont elles entretiennent la fluidité.

Sécrétion de la salive. La salive est sécrétée par les *glandes salivaires*, qui, au nombre de trois de chaque côté, sont :

1° La *sublinguale*, que recouvre la face inférieure de la langue ;

2° La *sous-maxillaire*, qui est située derrière et au-dessus de l'angle de la mâchoire inférieure ; son canal excréteur, appelé *canal de Warthon*, s'ouvre avec plusieurs des petits conduits qu'il a reçus de la glande sublinguale, sur les côtés du frein de la langue ;

3° La *parotide*, que l'on trouve au-devant et au-dessous de l'oreille, derrière la branche de la mâchoire inférieure, et dont le canal excréteur, ou *conduit de Sténon*, a son orifice à la face interne de la joue, vis-à-vis la troisième dent molaire.

La salive, augmentée par la mastication, se mêle aux aliments, les ramollit et en facilite la digestion; c'est pour cela qu'on recommande aux personnes âgées, et à celles qui ont l'estomac faible, de manger lentement et de bien mâcher les aliments solides avant de les avaler.

Sécrétion du lait. Les mamelles, placées sur la poitrine, doivent leur forme à un corps glanduleux, appelé *glande mammaire* qui sécrète le *lait.* Cette glande est composée de lobules réunis par du tissu cellulaire et de canaux *lactifères*, qui se dilatent avant de s'ouvrir sur le bout du mamelon.

On pense que, hors le moment de la lactation, le lait est déposé dans le tissu cellulaire, où il s'amasse, ainsi que dans les renflements des canaux lactifères, jusqu'à ce que la succion exercée par l'enfant en détermine l'évacuation.

Le *lait*, fourni par les femelles de tous les animaux, dits *mammifères*, est la première nourriture du nouveau-né.

Sécrétion de la bile. Le foie qui sécrète la bile, est un des viscères les plus considérables du corps; il occupe l'hypochondre droit, une partie de l'épigastre et de l'hypochondre gauche.

Son bord supérieur, qui est épais et arrondi, adhère au diaphragme; l'inférieur, mince et tranchant, est contigu aux intestins; sa face antérieure donne attache à un repli de péritoine, nommé *ligament suspensoir du foie*; sa face inférieure concave, offre deux rainures ou *sillons* qui se croisent à angle droit, et où sont contenus les vaisseaux de cet organe.

La *vésicule biliaire* est annexée à la face inférieure du foie; elle reçoit par reflux la bile qu'il sécrète.

Le canal excréteur du foie, ou canal *hépatique*, s'unit au canal *cystique*, qui provient de la vésicule biliaire, pour former le canal *cholédoque*; celui-ci s'ouvre dans le duodénum auquel il porte la bile.

La *bile* est un fluide jaunâtre et d'une saveur très-amère; elle se mêle, dans les intestins, à la *pâte chymeuse*, pour lui faire subir sans doute un nouveau degré d'animalisation.

Le *pancréas*, que l'on a comparé aux glandes salivaires, à cause de la structure et du fluide qu'il sécrète, est un corps glanduleux, couché transversalement sur la colonne vertébrale, derrière l'estomac; il envoie le fluide *pancréatique* au duodénum par le canal *pancréatique*, qui s'ouvre dans cet intestin tout près de l'orifice du canal cholidoque.

Le fluide pancréatique se rapproche de la salive par sa nature, et de la bile par ses usages.

La *rate* est située dans l'hypochondre gauche, on la considère comme une glande; mais ses usages sont encore inconnus.

Sécrétion de l'urine. Elle est due aux *reins*, organes pairs, situés dans l'abdomen, au niveau des deux dernières vertèbres dorsales et des deux premières lombaires, au-dessous du foie et de la rate.

Ces glandes, que l'on a comparées à une fève de haricot, sont hors du péritoine, et plongées dans une masse de graisse très-consistante.

Deux conduits, appelés *uretères*, établissent la communication des reins avec la vessie.

L'*urine*, formée dans les reins et arrivée dans la vessie, nous fait sentir le besoin de l'évacuer par un sentiment particulier qui finirait par une vive douleur, si la rétention de ce liquide avait lieu trop long-temps.

L'urine est un fluide très-composé, d'une odeur particulière, variable, et d'une saveur salée; elle contient un grand nombre de substances acides, alkalines, saline et animales.

La quantité d'urine rendue en vingt-quatre heures, par un adulte, est généralement de trois à quatre livres.

Les usages de l'excrétion urinaire sont d'entraîner au-dehors l'excédant des boissons employées à sa nutrition, et de dépurer le sang des matières étrangères qui se mêlent à ce liquide.

Voulant présenter des généralités sur les *humeurs sécrétées*, et les ranger d'après leurs propriétés chimiques, Fourcroy les a divisées en six classes:

1° *Salines*, celles qui tiennent des sels en dissolution, telles que la sueur, l'urine;

2° *Huileuses*, celles qui sont inflammables, qui ont un certain degré de consistance et de concrescibilité; de ce nombre sont la graisse, le cérum des oreilles, etc.

3° *Savonneuses*, telles que la bile et le lait;

4° *Muqueuses*, comme celles qui lubrifient la surface interne du tube intestinal;

5° *Abumineuses*, parmi lesquelles on doït ranger le sérum du sang;

6° *Fibrineuses*, telles que le sang lui-même.

Comme à mesure que la chimie animale fait des progrès, la décomposition des corps détruit les généralités, on ne peut pas donner cette classification pour être d'une grande exactitude; mais elle sera toujours utile pour faire connaître et rappeler à la mémoire les principes constituants de chacune des diverses humeurs du corps humain.

CHAPITRE X.

DE LA NUTRITION.

Tout ce qui vit dans la nature
Augmente, croît et se nourrit;
Mais, par une sage mesure,
Incessamment tout se détruit.

La *nutrition* est la fin commune et le complément de toutes les autres fonctions assimilatrices, qui nous ont déja occupés.

L'*aliment*, altéré par une série de décompositions, *animalisé* et rendu semblable à la substance de l'être qu'il va nourrir, s'applique aux organes dont il doit réparer les pertes, et c'est dans cette identification de la matière nutritive à nos organes, qui s'en emparent et se l'approprient, que consiste la nutrition; par elle s'accomplit une véritable transsubstantiation de l'aliment en notre propre substance.

Le mot *nutrition* est pris dans deux acceptions différentes : d'abord, employé dans un sens général, il exprime le mode de conservation propre aux corps organisés, et comprend toute la série d'actions par lesquelles ces corps accomplissent les deux mouvements opposés de *composition* et de *décomposition* auxquels ils sont sans cesse en proie : ensuite, pris dans un sens plus restreint, il n'exprime que l'action occulte qui se passe dans chaque partie d'un corps vivant, par laquelle cette partie s'approprie et assimile à sa nature une partie du sang qui la pénètre.

Tous les corps de la nature se livrent à des actions au moyen desquelles ils tendent à se conserver ce qu'ils sont. Mais il y a une extrême différence entre la manière dont se conservent les corps inorganiques, et celle dont s'entretiennent les corps vivants.

Les corps *inorganiques* sont formés par l'*attraction*, aidée du temps et de l'espace. Ces corps ont une origine fortuite. Leur existence, réduite à l'instinct, n'est sujette à d'autre variations que celles qui résultent de l'exercice de la même force qui les a fait naître.

Ils s'accroissent, par l'addition, à la masse déja existante, de nouvelles couches superposées et indépendantes entre elles. Leur volume est illimité, et depuis les corps *planétaires* ou *cosmiques*, jusqu'aux corps *moléculaires* ou *microscopiques*, il est une multitude d'êtres intermédiaires, remarquables aussi bien par la variété de leur grosseur que par la diversité de leurs formes.

La ligne droite est le type de leur conformation, lorsque placés dans des circonstances convenables, leurs molécules obéissent sans obstacle à la force qui les entraîne les unes vers les autres.

Plus simples dans leur nature que les êtres organisés, les corps inorganiques sont composés d'un petit nombre d'éléments solides ou fluides, et sont aussi, pour cette raison, beaucoup moins susceptibles d'altération.

Ils obéissent à certaines forces qui dérivent toutes de l'attraction : ainsi, l'*attraction simple* détermine l'aggrégation des molécules semblables; l'*affinité chimique* réunit des éléments hétérogènes; la *gravitation* précipite les corps sublunaires vers le centre de la terre. Le temps ne trouble point ces forces attractives, mais la masse et la distance peuvent les faire varier.

Les molécules *constituantes et intégrantes* (1) des corps inorganiques sont indépendantes entre elles. L'attraction d'aggrégation les laisse en repos après les avoir unies: aussi ces corps resteraient-ils dans leur état actuel pendant un temps indéfini, si des causes éventuelles ne les forçaient à se réunir pour entrer dans des combinaisons nouvelles. Ils ne meurent donc point, par la raison même qu'ils ne sont pas nés.

Les corps *organisés* ne tiennent leur exis-

---

(1) On appelle *molécules constituantes* les molécules les plus simples des corps, et *molécules intégrantes* les parties dans la composition desquelles plusieurs molécules constituantes, de nature diverse, peuvent entrer. Dans l'acier, par exemple, qui est un composé de fer et de charbon, chaque molécule constituante ne contient qu'un de ces éléments, tandis que les intégrantes les réunissent tous les deux.

tence que d'êtres semblables à eux. La vie naît de la vie, et la génération est la fonction qui la donne. Ils se développent par intus-susception : les matériaux de leur accroissement et de leur nutrition, pris au dehors, sont soumis aux lois de la rénovation première de la matière organisée; ce qui établit entre eux un volume déterminé, dans les limites duquel ils sont ordinairement renfermés.

La ligne courbe est le fondement de la forme de toutes leurs parties; et un certain ordre symétrique est observé dans les détails, comme dans l'ensemble de leur organisation. Des fibres parallèles ou entre-croisées, et des parenchymes de diverses sortes, forment leurs organes, qu'un tégument général isole des corps extérieurs.

Ils se composent de *solides* et de *fluides*, et ces substances sont dues à la réunion d'éléments chimiques, plus ou moins nombreux.

Les *végétaux* ne sont qu'ébauchés à leur naissance. Les branches, les feuilles, les parties de la fructification, encore cachées, n'existent que dans les intentions de la nature; mais elles se développent avec le temps, par les effets de la nutrition, qui n'a lieu, pour les végétaux, qu'au moyen de l'air ambiant et de l'humidité de la terre.

La nutrition des *animaux* est plus compliquée, en raison de la vie qui leur est propre : ainsi l'hommeest provoqué, à diverses époques de la journée, à recourir à l'alimentation, et ne pouvant la trouver dans l'air qu'il respire, il est obligé de saisir les substances nutritives qui lui sont convenables, et de les introduire dans une série d'organes intérieurs qui constituent l'*appareil digestif*. Là, ces matériaux nutritifs, connus sous le nom d'*aliments*, sont élaborés et changés en une pâte *chymeuse*, de laquelle résulte un fluide appelé *chyle*, qui se joint à la *lymphe*, et se réunit bientôt au sang *veineux*. Ce dernier, après avoir traversé les poumons, où il se convertit en sang *artériel*, est projeté dans toutes les parties du corps. Le sang artériel ainsi dispersé dans le parenchyme de tous les organes, celui-ci réagit sur lui-même de manière à se l'approprier, à le convertir en sa propre substance ; c'est cette action spéciale à laquelle se livre chaque parenchyme pour changer le sang en son propre tissu, qui constitue ce qu'on appelle la *nutrition proprement dite.*

En même temps que tout organe s'approprie ainsi de nouveaux matériaux, il faut qu'il se débarrasse d'une partie de ceux qui le formaient préalablement, sinon son volume augmenterait indéfiniment. Les absorbants lymphatiques ou veineux, ou ces deux ordres de vaisseaux à-la-fois, y reprennent donc sans cesse et en même proportion quelques matériaux : ceux-ci fondus dans la lymphe et le sang veineux, rentrent avec ces fluides dans le sang artériel, et par conséquent dans le torrent de la circulation; portés alors, avec ce sang artériel, dans les organes *sécréteurs*, ceux de ces organes qui effectuent les sécrétions *excrémentitielles*, en opèrent le tirage : c'est ainsi qu'enfin ces matériaux, qui sont retirés des organes pour que la *décomposition* en équilibre la *composition*, sont rejetés dehors de l'économie sous les formes d'*exhalation cutanée*, ou *transpiration insensible*, et de *dépuration urinaire.*

Tel est le mécanisme de la nutrition qui exige dans l'homme le concours de la digestion de la *respiration*, de la *circulation*, et des *sécrétions*.

Le mouvement continuel de *composition* et de *décomposition* au moyen duquel la nutrition s'opère, a été démontré par des expériences que l'on a tentées avec des aliments teints en rouge, et dont l'idée est due au hasard : Belchier, chirurgien à Londres, mangeant d'un cochon qui avait été nourri chez un teinturier, remarqua que les os de cet animal étaient rouges, il attribua cette particularité à ce que l'animal avait été nourri avec des aliments teints en rouge, et conçut dès-lors la possibilité de se servir de ce fait pour prouver que nos organes vont en se composant et se décomposant sans cesse. Il essaya donc sur divers animaux, qu'il nourrit avec des substances colorées, et ses essais justifièrent ses conjectures. Il communiqua ses expériences à la Société royale de Londres. Sloane, président de cette Société, en instruisit l'Europe, et les mêmes expériences furent répétées alors dans plusieurs pays, et avec les mêmes résultats ; en France, par Duhamel; par Baroni, en Italie; par Bohmer, Ludwig,

Delius, en Allemagne. Or, si les os, les parties les plus dures de notre organisation, vont en se renouvellant sans cesse, en se composant et se décomposant continuellement, on conçoit qu'il doit en être de même des autres parties. D'ailleurs, lorsque l'on voit le crâne aller en augmentant de capacité dans un enfant, à mesure que le cerveau qui est dans son intérieur croît lui-même, et ce crâne, cependant demeurer également solide et plein, qui pourrait douter que le crâne n'ait été en proie à cette action sourde de composition et de décomposition qui seule permettait à l'ossification de se faire chaque jour sur de plus grands contours?

Puisqu'en même temps que nos organes s'approprient de nouveaux matériaux, ils rejettent ceux qui les composaient préalablement, on doit penser qu'il arrive une époque où le renouvellement matériel de notre corps est complet, c'est-à-dire où nous ne conservons plus rien de la matière qui, à une époque antérieure, entrait dans la composition de nos organes, c'est ce qui est en effet. Il est sûr que nous n'arrivons pas au terme de notre carrière avec la même matière qui nous formait au commencement, et M. le professeur Richerand a parfaitement représenté ce changement par l'ingénieuse comparaison qu'il fait de notre corps au vaisseau des argonautes, qui, radoubé mille fois dans la traversée, n'avait plus, au terme de sa course, aucune des parties qui le formaient lorsqu'il commença le voyage.

On a cherché à préciser le temps qui était nécessaire pour que ce renouvellement entier de la matière qui compose notre corps fût achevé; les anciens ont prétendu qu'il avait lieu en sept années; Bernoulli tous les trois ans; mais on conçoit que ce temps ne peut être connu, la nutrition étant une fonction moléculaire dans laquelle on ne peut saisir ni ce qui entre pour la composition, ni ce qui sort pour la décomposition. D'ailleurs la nutrition n'est pas plus que toute autre fonction de notre économie, identique et constante, puisqu'elle varie selon les circonstances individuelles, et qu'elle n'est pas la même dans les divers âges; par exemple, dans l'enfance, elle est beaucoup plus rapide; dans l'âge adulte, elle est déja plus modérée; et enfin, comme toute fonction, elle s'affaiblit dans la vieillesse. Elle change aussi selon les sexes et les tempéraments, et plus encore dans l'état de maladie. Il est des époques dans ces divers cas où la nutrition est plus active, et d'autres où elle se tempère. En général, son activité paraît un peu dépendre de l'exercice des organes; il est d'observation que toute partie de notre organisation, qui est très-exercée, prend plus de corps, et par conséquent est mieux nourrie; du moins cela est évident pour le système *musculaire;* on peut en citer comme preuve le développement considérable des bras chez les boulangers, celui des jambes chez les danseurs, du larynx chez les chanteurs, des épaules chez les portefaix, et en général toute l'habitude extérieure des hommes à vie active, comparativement à celle toute grêle des hommes à vie sédentaire et de cabinet.

Comme la nutrition est une fonction lente, ses maladies le sont aussi; on doit donc, lorsqu'on emploie des médicaments, dans le but de refaire une constitution usée, en continuer l'usage pendant long-temps, et surtout les prendre dans le régime.

CHAPITRE XI.

DE LA SYMPATHIE.

La sympathie est un lien
Dont l'effet nous parait sensible,
Mais qui nous cache son moyen,
Et dont la chaîne est invisible.

On appelle *sympathie* un certain *consensus* d'action ou d'affection, établi entre des organes plus ou moins éloignés, et analogues ou dissemblables, soit par leur structure, soit par leur vitalité, soit enfin par leurs usages.

Il existe entre tous les organes du corps humain une dépendance mutuelle, et chacun d'eux exerçant une influence marquée sur les autres, lorsqu'une partie irritée agit sur un ou plusieurs organes, avec plus de force que sur les autres systèmes ou appareils organiques de l'économie animale, on dit qu'il y a effet *sympathique*.

Ainsi analysée, toute sympathie présente ce résultat : *affection d'un organe ressentie par un ou plusieurs organes, plus ou moins éloignés.*

On ignore encore la nature de ce phénomène : on ne sait pas pourquoi, lorsqu'une partie est irritée, une autre partie, très-éloignée, ressent cette irritation, ou même se contracte. On n'est pas non plus d'accord sur les instruments des sympathies, c'est-à-dire, sur les organes qui lient ensemble deux parties, dont l'une sent ou agit, lorsque l'autre est affectée.

Mais pour être inexplicables, les sympathies n'en jouent pas moins un rôle important dans l'économie des êtres vivants ; ces relations intimes entre des parties éloignées, constituent une des plus remarquables différences de ces êtres comparés aux corps inorganiques. Rien de semblable ne s'observe dans la nature morte et inanimée, tout ne s'y tient que par des liens matériels et palpables; ici la chaîne est invisible, la connexion évidente, la cause occulte et l'effet apparent.

Si l'on a dit que la sympathie était le *lien des ames*, on peut dire à plus juste titre qu'elle est le lien des organes de l'économie animale.

Le mot sympathie a deux acceptions, suivant qu'on le prend au physique ou au moral.

De même que plusieurs organes reçoivent l'influence d'une impression, souffrent d'une maladie qui n'affecte que l'un d'eux, et sont liés par une puissance qui établit entre eux des rapports multipliés et étroits, de même il est des individus qu'une harmonie parfaite de penchants, de goûts, de sentiments, entraîne l'un vers l'autre, et unit de la manière la plus intime.

Il est des sympathies morales comme il est des sympathies physiques; leurs effets, également extraordinaires et difficiles à expliquer, portent le même caractère. Une voix secrète nous l'apprend, tout n'est pas matière dans l'homme : son organisation n'explique pas sa pensée, il y a en lui un principe intelligent, immortel, qui agit par lui-même.

Cabanis, qui a employé un beau talent à nier l'ame; Cabanis, à qui Rousseau aurait dit comme à Helvétius : *ton génie dément tes principes*, fait de la sympathie morale l'instinct lui-même, et la définit : la tendance d'un être vivant vers d'autres êtres vivants de même ou de différentes espèces. Il appelle déterminations sympathiques de l'instinct, le penchant social, la tendresse, les appétits et les dégoûts de certains malades, confondant ainsi, sous une dénomination commune, des actes intellectuels et des sensations intérieurs. Ce qu'il qualifie de sympathies morales, c'est la faculté de partager les idées et les affections des autres; le désir de leur faire partager ses propres idées et ses affections; le besoin d'agir sur leur volonté; le penchant d'inclination qui caractérise toute nature sensible, et particulièrement la nature humaine.

Abstraction faite de toute définition, la sympathie morale existe; dépend-elle de l'instinct? Cette hypothèse est peut-être la plus probable; mais comme ses effets sont trop variés, pour qu'on puisse jamais en tirer des généralités qui amènent à en déduire quelques conséquences, il y a tout lieu de croire que la sympathie morale dont on parle, dont on raconte les effets, et qui existe dans la nature, sera toujours inexpliquable.

Au nombre des effets les plus extraordinaires de la sympathie morale et physique réunie, on cite *deux jumeaux*, qui, liés par une amitié réciproque, offraient le même caractère et les mêmes goûts; dès que l'un était malade, l'autre se sentait indisposé, et quoiqu'à une grande distance l'un de l'autre (plus de cent lieues), ils éprouvaient les mêmes affections : si l'un ressentait des douleurs de tête ou de dents, l'autre les éprouvait aussitôt. Enfin arrivés à l'âge de trente et quelques années, le plus délicat fut attaqué d'une fluxion de poitrine; l'autre, qui souffrait beaucoup dans la poitrine, pendant la maladie de son frère, mourut subitement, au moment où ce dernier venait d'expirer.

La *sympathie physique*, aussi cachée dans ses causes que la sympathie morale, peut du moins être étudiée dans ses effets. Une irritation affecte un organe; elle est ressentie dans le système vivant tout entier; mais plus vivement par un ou plusieurs organes, placés à une distance plus ou moins grande de celui qui a reçu l'impression, que par les autres parties de l'économie animale : voilà l'exercice de la sympathie, et l'effet peut en être aperçu. Ainsi, lorsque la peau est affectée par l'impression d'un air froid, presque immédiatement la membrane muqueuse qui revêt l'intérieur de la bouche s'engorge, s'enflamme, et il en résulte ce qu'on appelle vulgairement *un mal de gorge.*

Les anciens n'ont point étudié les sympathies théoriquement, ils observaient les faits, et cherchaient peu à les expliquer. Hippocrate n'était pas physiologiste, et cependant il fut un grand médecin. Ainsi Homère fit l'*Illiade* et l'*Odyssée* sans soupçonner l'existence des règles du poëme épique.

Tous les organes de l'économie animale sont liés par les nerfs, sont animés par eux; une harmonie admirable les unit; ils peuvent tous s'influencer réciproquement, et se prêter de mutuels secours. Cette association de toutes nos parties déja évidentes, dans l'état de santé, l'est bien davantage dans celui de maladie, alors elle se déclare par les phénomènes sympathiques qui en sont l'expression la plus forte.

Pour donner une idée plus exacte de la sympathie physiologique, nous allons décrire les effets sympathiques qui ont lieu dans les principaux organes du corps humain.

Sympathie des organes des sens.

L'*ouie* est quelquefois révoltée par des sons aigus, et il en résulte sympathiquement le grincement des dents, le larmoiement. Un sourd éprouvait de vives douleurs dans toute la tête lorsqu'on jouait de la trompette à quelque distance de son oreille.

La *vue* nous porte à imiter involontairement certaines actions que nous voyons faire. Plusieurs individus témoins d'accès d'épilepsie, sont devenus épileptiques. Nous bâillons malgré nous et sans besoin, lorsqu'on bâille en notre présence ; le rire est contagieux de la même manière. La vue d'une araignée, d'une souris, produit, chez certaines personnes, des frayeurs qui vont jusqu'aux convulsions. Nous avons été à même d'observer un paysan qui s'évanouissait chaque fois qu'un morceau d'étoffe, de couleur écarlate, était brusquement offert à sa vue.

L'*odorat*. Quelques odeurs produisent des phénomènes sympathiques. Une dame éprouvait un vomissement prompt et violent, toutes les fois qu'elle sentait l'odeur de l'ail.

Le *goût*. Les *antipathies* du sens du goût sont mieux connues que ses sympathies. Cependant nous avons vu une demoiselle chez laquelle l'effet sympathique de cet organe ne peut être mis en doute : chaque fois qu'il lui arrive de manger du fromage à la crême, à peine la première cuillerée est avalée, que cette jeune personne éprouve dans le ventre des coliques qui l'obligent de suite à quitter la table.

Le *toucher*. On connaît peu les sympathies du toucher. Le *chatouillement* excite le rire, les larmes et des mouvements convulsifs qui, s'ils étaient prolongés, pourraient avoir des suites funestes. On cite une jeune dame qui ne pouvait promener sa main sur une étoffe de velours sans tomber en défaillance.

Sympathie de la peau. L'effet sympathique

du froid qui agit sur la peau est très-grand ; il arrête le saignement de nez, le crachement de sang, etc., souvent aussi détermine l'inflammation des membranes muqueuses et produit le rhume du cerveau (coryza), celui de poitrine, et l'inflammation de l'estomac ou des intestins, connue sous la dénomination de *sueur rentrée*. On doit donc, dans l'intérêt de la santé, ne jamais exposer sa peau brusquement au contact d'un corps froid.

Sympathie des muscles. De tous les muscles le *diaphragme* est celui dont les effets sympathiques sont les plus extraordinaires. C'est lui qui est l'agent du *soupir*, du *rire*, du *bâillement ;* lorsqu'une cause quelconque irrite l'intérieur des narines, le diaphragme se contracte et produit l'*éternuement*. Il est encore l'un des agents du vomissement.

Sympathie du cœur. Nous n'entendons pas par sympathie du cœur celles qui ont rapport aux affections de l'ame, nous désignons seulement celles qui dépendent de la circulation du sang.

Les sympathies du cœur sont très-communes; les passions, la douleur, les maladies les développent avec une grande facilité. Ces phénomènes sont de deux sortes : tantôt les mouvements du cœur sont accélérés, tantôt au contraire ils sont ralentis ou suspendus d'une manière plus ou moins complète. Immédiatement après le repos, cet organe, stimulé par sympathie, précipite ses mouvements, et les battements du pouls deviennent plus fréquents et plus forts.

Toute passion vive peut suspendre momentanément l'action du cœur : tel est l'effet que produisent souvent la joie, la colère, la terreur, la surprise, etc. chez les individus dont la susceptibilité nerveuse est grande, les sympathies du cœur déterminent souvent la syncope.

Lorsqu'une inflammation a lieu au cœur, les battements du pouls sont changés : ils sont petits et irréguliers.

Toutes les *phlegmasies* intenses des organes internes excitent sympathiquement et à diverses degrés l'action du cœur, altèrent la régularité du pouls. Si une membrane muqueuse est enflammée, le pouls est vif, fréquent : il est petit, serré, très-fréquent dans la *péritonite;*

grand et large dans la *néphrite ;* plein et large dans l'*hépatite;* grand, roide, plutôt lent que fréquent, lorsque le cerveau est le siége de la phlegmasie; accéléré, large, plein, pendant le cours des phlegmasies cutanées. Lorsqu'un organe est vivement irrité, la fièvre survient, et cette réaction est le résultat de l'irritation réunie du cœur et des membranes muqueuses, surtout gastriques : alors le pouls présente différents caractères, il est, en général, accéléré, plus ou moins vif, plus ou moins dur et large. S'il est petit, fréquent et serré, l'inflammation est fort intense; on juge qu'elle a fait de grands progrès, lorsque le pouls, d'abord grand et large, s'est concentré en augmentant de vitesse; de même on prévoit un heureux changement dans l'état du malade, lorsque le pouls, d'abord serré, se ralentit et devient souple de plus en plus. Comme le cœur est lié aux autres organes par de grandes connexions sympathiques, qu'il souffre bientôt et facilement de leurs souffrances, et que l'affection qu'il éprouve alors se manifeste par le changement du rhythme naturel de ses pulsations, il en résulte que l'exploration attentive des battements du pouls est un guide précieux pour découvrir le siége d'une inflammation et en connaître l'intensité.

Les médecins chinois ont, dit-on, une très-grande connaissance dans la science du pouls. Dès qu'ils arrivent auprès d'un malade, ils s'emparent de son bras, lui tâtent le pouls, pendant une demi-heure, et de suite indiquent le siège du mal et les moyens de le guérir. On assure même que quelques médecins chinois, pour prouver leur savoir en ce genre, se font conduire vers le malade, les yeux bandés, et, sans le voir, rien qu'en lui tenant le pouls, disent si c'est un homme ou une femme, son âge, sa grandeur, sa maladie et tous les symptômes qu'elle lui fait éprouver; et s'il a quelque membre cassé, désignent le bras, ou la jambe, qui est fracturé, et le lieu même de la fracture.

Ce fait nous a été attesté par quelqu'un qui en a été témoin, et qui est assez digne de foi pour que l'on puisse le croire.

Sympathie du foie. Il existe entre le foie et le cerveau une réciprocité d'affection sympathique bien remarquable. Les hommes dont les passions sont vives et les facultés intellectuelles très-développées, très-actives, ont une constitution sèche, un tempérament bilieux et un teint dont la couleur annonce beaucoup d'activité dans la sécrétion biliaire; s'ils méditent quelques grands projets, s'ils se livrent à de grandes contentions d'esprit, s'ils éprouvent une affection morale vive, alors le foie remplit ses fonctions avec une énergie nouvelle, la peau se colore en jaune, la région du foie est quelquefois douloureuse, et on rapporte plusieurs exemples de *jaunisses* dont les causes étaient morales et sympathiques; nous citerons la suivante. Un jeune officier reçoit un soufflet dans un lieu public; il veut venger son injure sur-le-champ; on le retient; tous ses efforts sont impuissants : il devient *jaune* de la tête aux pieds presque au moment même, et bientôt après est affecté d'une fièvre avec délire, et meurt dans des convulsions.

Sympathie de la membrane pituitaire. Lorsque la membrane qui revêt les fosses nasales est irritée, le diaphragme, les muscles intercostaux et les abdominaux se contractent sans le secours de la volonté et l'éternuement a lieu. Si l'impression produite par le tabac, que l'on prise, est trop vive, la sensation incommode qui en résulte est transmise au cerveau, qui détermine vers le diaphragme une quantité suffisante du principe moteur pour que ce muscle, reserrant subitement les diamètres de la poitrine, en chasse avec force une masse d'air propre à détacher de la membrane pituitaire les corps qui l'affectent d'une manière désagréable.

Le *coryza* (rhume de cerveau) très-intense produit la fièvre ; alors la tête est enflée, douloureuse; l'œil est rouge et très-sensible à l'impression de la lumière, il y a céphalalgie frontale. Cette inflammation est presque toujours produite sympathiquement à la suite d'un réfroidissement subit, après la suppression d'une évacuation habituelle, ou succède à une autre phlegmasie muqueuse.

Sympathie de l'estomac. L'estomac est de tous les viscères celui qui entretient le plus de sympathies avec les autres organes. Ses fonctions sont liées étroitement avec celles des autres appareils organiques ; il exerce une grande influence sur eux, et lui-même est vivement affecté lorsqu'ils sont le siège d'irritations fortes.

Pendant le travail de la digestion, plusieurs sympathies ont lieu : telles sont une excitation générale du cœur et de toutes les fonctions, qui est bientôt remplacée par une sorte de débilité des organes ; le cerveau, les sens, les muscles perdent une partie de leur activité ; le besoin de dormir se fait sentir : la peau donne la sensation d'un frisson léger ; l'estomac s'empare des forces des autres organes, pendant que les aliments se convertissent en chyme. Alors la digestion s'accomplit, et tous les organes sentent une vigueur nouvelle ; les sens s'exerçent avec énergie ; l'imagination, les facultés intellectuelles ont recouvré toute leur activité ; les muscles éprouvent le besoin d'agir, et le moral semble recevoir du physique une nouvelle influence.

La sympathie qui lie l'estomac avec le cerveau, est bien prouvée dans l'*hypocondrie ;* cette maladie, qui est produite par la débilité des voies digestives, détermine les désordres les plus grands dans les facultés intellectuelles, conduit à la monomanie, et souvent est la cause du suicide.

Dans tous les pays froids, humides et brumeux, l'hypocondrie est plus commune que dans les climats chauds et secs; et si l'Angleterre est le berceau des hypocondriaques, c'est que l'usage abusif que les Anglais font du thé, en affaiblissant l'estomac, est la cause première de l'hypocondrie.

Nous engageons donc les Anglais qui voudront se guérir du *spleen*, à renoncer au thé, à suivre un régime tonique, à boire un vin généreux, et alors leur cerveau malade cessera de l'être, dès que leur estomac se portera bien. On a remarqué que depuis quelques années que les Anglais fréquentent la France et en partagent les plaisirs et la nourriture, le suicide est plus rare parmi eux.

La sympathie peut encore être mise en jeu par l'emploi des substances médicinales.

Le talent d'un médecin praticien consiste en grande partie à bien connaître les changements que l'action des médicaments fait éprouver à la circulation, à la respiration, à la digestion, aux sécrétions du cerveau, et enfin à toutes celles dont l'ensemble constitue la vie. Habile physiologiste, il faut qu'il ait fait une étude particulière des sympathies de la peau, des nerfs et des membranes muqueuses, surtout des *gastriques*, et qu'il tienne un compte fidèle de l'effet que chaque substance médicamenteuse peut produire sur ces diverses parties, effet dont les résultats sympathiques sont quelquefois extraordinaires; en voici un exemple singulier : un malade avait le bras droit paralysé, on y appliqua un vésicatoire; ce stimulant n'agit pas sur l'endroit de la peau où on l'avait appliqué, mais bien à la pareille place sur le bras gauche, qui devint rouge et fut le siège de vives douleurs pendant la durée de l'application du vésicatoire. Cependant la paralysie du bras droit se dissipa et se porta au bras gauche. On appliqua sur celui-çi un vésicatoire dont l'action ne se fit sentir que sur le bras droit. La paralysie des deux bras guérie, les vésicatoires n'eurent plus rien de particulier dans leurs effets.

En *résumant* les sympathies, on voit que chaque organe exerce une influence marquée sur le système vivant entier; il y a sympathie lorsque cette influence porte plus spécialement sur telle partie de l'économie animale que sur telle autre. Il y a dans tout phénomène de ce genre affection simultanée de deux organes ou de deux points d'un même tissu, plus ou moins éloignés l'un de l'autre, et les parties intermédiaires entre le point de départ et le terme de l'irradiation sympathique n'ont senti aucune impression.

Les nerfs sont les agents de la dépendance mutuelle dans laquelle sont toutes les parties du corps humain, des connexions nerveuses existent entre tous les organes, et cependant la sympathie ne lie que tels ou tels d'entre eux.

Des sympathies ont lieu dans l'état de santé; il en est beaucoup qui font partie de l'exercice naturel, régulier des principales fonctions du système vivant; on les nomme *sympathies physiologiques*.

D'autres sont développées par un état *pathologique*.

Les symptômes généraux des maladies sont des phénomènes sympathiques; ils sont le résultat de l'influence que la partie malade exerce sur les autres parties qui sympathisent avec elle. On nomme ces sympathies *pathologiques*.

Les sympathies pathologiques ne paraissent être que le développement des sympathies physiologiques.

Chaque organe exerce sur le système vivant une double influence : l'une par les fonctions qu'il remplit, l'autre par ses relations sympathiques. Non-seulement le cerveau et les nerfs sont chargés de l'exercice de toutes les sympathies, mais encore ils en ont qui leur sont propres.

Les muscles sont plus souvent le siége que le point de départ des phénomènes sympathiques.

La peau sympathise spécialement avec les membranes muqueuses.

Le cœur et les vaisseaux sanguins souffrent de toutes les irritations fortes des autres organes. On connaît peu les sympathies particulières aux artères et aux veines.

Les vaisseaux et les glandes sympathiques sont souvent le siége d'irritations sympathiques.

Les organes glanduleux sécrétoires sympathisent fort souvent entre eux et avec les autres parties de l'économie animale. Il existe entre le cerveau et le foie des relations de cette espèce très-intimes.

Dans beaucoup de cas, la toux et la pneumonie sont sympathiques.

L'estomac est de tous les organes celui qui entretient le plus de sympathies.

Les symptômes qui constituent la *fièvre* paraissent être toujours sympathiques.

La sympathie est une cause très-commune de maladies.

La connaissance des sympathies est le fondement de la médecine.

CHAPITRE V.

DE L'HABITUDE.

> Chaque jour l'habitude et nourrit et fait croître
> Le penchant qu'avec nous la nature fit naître.
>
> POPE, *Essai sur l'homme*.

Tous nos organes sont susceptibles de se familiariser avec les causes qui les excitent, et de se perfectionner dans l'exercice de leurs actions par la réitération des mêmes actes. Le mot *habitude* exprime cette disposition vitale.

La faculté de s'*habituer* n'est point particulière à l'homme et aux animaux seulement, elle s'étend aussi plus ou moins aux végétaux; mais elle n'appartient en aucune sorte aux minéraux ni aux corps morts ou bruts.

Jamais une pierre mille fois lancée en l'air n'acquiert plus de légèreté ou de tendance à s'élever; une barre de fer plusieurs fois pliée finit par se casser plutôt que de s'assouplir; mais le propre des corps doués de la vie et d'une organisation est de se modifier, de s'accoutumer, de s'habituer plus ou moins, de se proportionner en quelque sorte aux objets qui les entourent, au climat, aux aliments et aux diverses circonstances qui peuvent naître ou changer.

D'où vient cette différence? c'est que les éléments des corps bruts ou minéraux sont fixes, déterminés, suivant les lois géométriques ou chimiques de l'attraction et des affinités.

Les corps morts sont ramenés aussi à ces lois de proportion ou de quantité constante qui sont les propriétés générales de la matière.

Mais les corps organisés étant formés de principes constituants au moyen d'une puissance vitale, cette puissance les assimile, par l'habitude, aux temps, aux lieux et aux climats, selon les lois générales de la nature.

Plus un corps organisé vivant sera compliqué d'un grand nombre d'éléments, plus son organisation sera flexible, susceptible d'habitudes acquises, et de variations contractées par les *accoutumances*.

Ce fait est remarquable depuis la plante jusqu'à l'homme, dans toute la progression de l'échelle organique. Le végétal fixé sur le sol a plus de difficulté pour s'acclimater à d'autres contrées, et pour se nourrir d'aliments divers que n'en a le moindre insecte destiné par sa locomobilité à parcourir différents pays, à trouver d'autres nourritures. La plupart des animaux domestiques et l'homme enfin, deviennent, par l'habitude, cosmopolites, ou pliables à toutes les températures du globe.

Ainsi, la culture, la naturalisation des végétaux modifie non-seulement leurs habitudes de floraison et de fructification, mais altère plus ou moins profondément leur organisation, donne des fruits plus abondants ou plus savoureux, des fleurs doubles, rend des individus nains, d'autres géants, etc.

Chez les animaux, les variations deviennent peut-être plus considérables, si l'on considère toutes les races de chiens, de poules, de pigeons, et d'autres espèces assujéties à un antique esclavage, à ces vieilles habitudes de la domesticité qui passent même dans la source des générations.

Qu'est-ce donc que la nature? s'est demandé Pascal; n'est-ce pas une première habitude, plutôt que celle-ci n'est une seconde nature, comme on l'a dit? Les êtres animés n'étaient-ils, dans leur principe, que des individus informes et ambigus dont les circonstances permanentes au milieu desquelles ils vivaient ont décidé originairement la constitution? Ces faits nous sont éternellement dérobés; mais l'on peut conclure que si la constitution de notre globe a changé, ou doit changer (et les monuments subsistants de ses anciennes catastrophes nous montrent qu'il n'a point toujours été dans le même état qu'il présente aujourd'hui), les êtres organisés qui le peuplent ont dû subir plusieurs modifications et des métamorphoses graduelles au moyen de l'habitude, pour se mettre en rapport avec son nouvel état.

Toutefois, dans la constitution actuelle de

notre monde, nous voyons des espèces déterminées, constantes, se maintenir dans une forme originelle, et lorsqu'on a fait subir le joug des habitudes contraires à leur disposition innée, lorsqu'on a dégradé plus ou moins leur type, soit par des mutilations, soit par des modes divers de nutrition, ces espèces tendent à revenir à leur forme première quand on cesse de la contrarier. Ainsi, l'arbre fruitier de nos jardins reproduit des sauvageons, et la fleur double redevient simple quand la main industrieuse du jardinier cesse de maintenir l'influence des habitudes. L'enfant naît toujours ignorant et sauvage de parents instruits et civilisés. La nature s'est réservé presque intacte la source de ses créatures, et si elle transmet quelques dispositions contractées, comme aux chiens de chasse, à d'autres individus modifiés de longue main, elle rentre sans cesse dans son moule primordial lorsqu'elle est indépendante.

Les premiers actes de notre vie sont le jeu nécessaire de nos organes; on ne peut donc les considérer comme des habitudes devenues involontaires. La respiration n'est point une habitude, car les animaux ayant des poumons ne peuvent s'en passer; la nutrition, le sommeil, indispensables à notre vie, ne sont point des habitudes; mais, ce qui devient tel, ce sont les modifications de ces actes organiques. Ainsi, l'habitude n'est point l'essence de nos facultés innées, elle en est le mode plus ou moins variable; elle est acquise et non primordiale.

On acquiert donc les habitudes par la fréquente répétition des mêmes actions, et il en naît, par cela même, une plus grande aptitude à les renouveler. Cette merveilleuse propriété de la nature vivante établit à la longue des modifications très-remarquables dans l'individu qui contracte ces habitudes.

De ce qu'il existe dans notre nature des actes nécessaires qui en résultent, il s'ensuit que l'habitude ne peut transgresser certaines limites sans détruire l'être vivant. Mais jusqu'où s'étend la puissance des modifications, surtout par la continuité des accoutumances, à la suite d'un grand nombre de générations? voilà ce qu'on ignore. Toutefois les races d'animaux très-anciennement domestiques, quoique fort variées, n'ont jamais essentiellement changé de type : l'homme civilisé depuis tant de siècles, le chinois policé sans interruption pendant trois mille ans au moins, peut bien montrer plus d'aptitude innée à l'esclavage de ses manières, à conserver obstinément ses minutieuses habitudes, mais il n'a point perfectionné ou détérioré radicalement son espèce. Le sauvage naît sans doute moins propre à la vie sociale que l'européen ; il retourne dans ses forêts, abjurant nos études et nos arts pour lesquels son cerveau n'est pas assez développé; mais nous ne voyons pas se propager des races de savants, ou d'hommes de génie, même chez les Égyptiens, les Indous, et d'autres nations parmi lesquelles le fils doit exercer constamment la profession de son père, de quelque caste que ce soit.

Si l'on veut distinguer ce qui est de la nature et ce qui résulte de l'habitude, il suffit de considérer ce qu'on peut perdre par l'interruption continuelle d'une action, et ce qu'on ne saurait oublier. En effet, l'accoutumance se perd par l'intermission d'une habitude, ou se change par des coutumes contraires; mais la nature revendique sans cesse ses droits.

Chassez le naturel, il revient au galop.

C'est ainsi que, malgré Burrhus et Sénèque, le caractère atroce de Néron n'a point été changé, et du doux Marc-Aurèle sortit le cruel Commode; mais Socrate, né avec tous les vices que lui reconnut le physionomiste Zopyre, parvint à les soumettre à une sagesse suprême, à force d'habitude à les vaincre.

Pour bien connaître la nature de l'habitude, il est important d'établir la ligne qui sépare ses limites des actes primitifs et spontanés de l'organisation.

Stahl et la plupart des *animistes*, qui regardent l'*ame* comme la cause formatrice et organisante du corps humain, établissent qu'elle opère les mouvements continuels du cœur, de la respiration, de la digestion, etc., par l'effet de longues habitudes tellement invétérées et naturalisées en nous, que maintenant ces actions s'opèrent sans le concours de la volonté, et sans que nous y fassions même attention. Tel était aussi le sentiment de Sauvage, Lawrence, Ridley, Nicholls, Whytt, Porterfield, Nenter, Juncker, etc. Ce sont, disent-ils, des idées confuses qui dirigent les mouvements intérieurs de notre machine; il ne nous est plus nécessaire d'y coopérer activement; ainsi nous marchons ou nous mangeons quelquefois en réfléchissant à toute autre chose, quoique la marche et la mastication soient pourtant l'effet d'une volonté primitive.

Mais on peut démontrer facilement que ces actes primitifs de la vie animale ne sauraient être naturellement rapportés à des habitudes contractées, et ne peuvent jamais avoir été originairement volontaires.

Comment, par exemple, une jeune abeille, sortant d'être un ver, sait-elle sur-le-champ se mettre à l'ouvrage, et fabriquer, avec la plus grande habileté géométrique, des alvéoles hexagones, accollées à l'une de leurs extrémités, par une pyramide triède, à d'autres cellules hexagones? Comment les plantes savent-elles chercher la lumière, ouvrir leurs fleurs, les unes de nuit seulement, les autres pendant le jour; comment l'enfant naissant sait-il crier, sucer la mamelle, et avaler le lait maternel?

Si les mouvements du cœur ont été originairement volontaires, pourquoi ne le sont-ils plus? Voilà donc une *volonté involontaire*, c'est-à-dire une absurdité; car, quoique nous nous accoutumions à cligner les yeux involontairement, il dépend toujours de notre volonté de cligner et de ne pas cligner, avec une légère attention. Les mouvements primitivement volontaires ne sont donc pas soustraits au libre arbitre par l'habitude, ils reviennent en notre pouvoir, parce qu'ils émanent de notre pouvoir. Au contraire, nous aurions beau vouloir dilater notre pupille à une lumière éclatante, elle se resserrerait toujours involontairement, dans la crainte que nous ne soyons trop éblouis, ou aveuglés. Voilà donc une preuve que ce resserrement n'est point le résultat d'une habitude volontairement acquise. Nous ne pouvons rien sur cette action, parce qu'elle n'émane pas de notre vouloir.

La nature, en nous, agit donc indépendamment de la volonté; elle agit toujours de la même manière, ne fait ni plus, ni moins;

elle seule n'est pas moins savante à la naissance que dans la vieillesse; et comme elle n'est point susceptible de perfectionnement ni de détérioration, elle n'a point le caractère des habitudes.

Il est donc une limite entre la *nature* et l'*habitude*, et la première n'est pas l'autre, ni le résultat de l'autre; seulement la nature peut se prêter plus ou moins à diverses coutumes; mais celles-ci, qualifiées du titre de *seconde nature*, ne détruisent jamais le germe de la première.

Si la nature n'était qu'une habitude transmise par la génération, comment des sots engendreraient-ils des hommes de beaucoup d'esprit naturel? La nature est donc indépendante, et sait s'affranchir ou des imperfections, ou des vicieuses accoutumances, par sa propre énergie.

La première fois qu'un être fait une action volontaire, éprouve une impression, exerce une faculté, un organe quelconque, il éprouve de la difficulté, quelquefois de la douleur. Par l'inaccoutumance et l'ignorance des choses, l'individu agit d'abord gauchement, péniblement; il s'essaie, et ces essais ont besoin d'être gradués, pour empêcher qu'ils nuisent aux organes.

Il faut donc que les habitudes commencent par les impressions les plus douces, parce que la sensibilité est alors vive et neuve.

La première fois qu'on prend du tabac, qu'on mange des huîtres, qu'on boit de la bierre ou du café, etc., on éprouve une impression forte qui plait ou répugne plus ou moins d'abord, et qui doit être ménagée si l'on ne veut pas rebuter la sensibilité et causer une antipathie presqu'invincible.

Ainsi, l'on doit commencer par répéter souvent, périodiquement, toutes les actions dont on désire de contracter l'habitude; on fera de même lorsqu'on voudra en changer, c'est-à-dire, en contracter d'autres, car il est impossible de n'en avoir aucune; plusieurs habitudes sont même un des principaux biens de la vie, comme d'autres en font tout le malheur.

Il est incroyable jusqu'à quel point on peut porter la tolérance des choses ou des actions, par des répétitions graduellement augmentées; ainsi une femme délicate qui, comme Anne d'Autriche, mère de Louis XIV, avait la peau froissée par la mousseline la plus déliée, pourrait acquérir à la longue ce cuir ferme et calleux des paysannes endurcies aux travaux de la campagne. Les forgerons tiennent avec leurs mains nues des morceaux de fer dont la chaleur brûlerait la peau de tout autre individu. Rien, au contraire, ne rend le toucher plus délicat et subtil que d'en faire peu d'usage.

A l'égard du goût, il est très-commun de voir à quel degré on supporte les impressions les plus violentes du poivre, de l'esprit de vin, etc. Les Turcs, habitués à l'opium, mâchent du sublimé corrosif pour dégourdir un peu la sensibilité de leur palais. Les Kamtschadales et les Groenlandais avalent avec délices l'huile rance des baleines, et boivent comme l'eau notre alcohol rectifié; mais le froid rigoureux de leur climat engourdit la sensibilité de leurs organes. Au contraire, on rend le goût très-habile à déguster les saveurs, en le nourrissant de substances insipides et fades.

L'odorat s'accoutume aisément aussi aux exhalaisons, de telle sorte que les parfumeurs ne s'aperçoivent presque plus des odeurs au milieu desquelles ils sont plongés. Il en est de même pour les émanations fétides. L'accoutumance à l'air pur et inodore rend très-subtil, au contraire, l'odorat.

On s'habitue sans beaucoup de peine à dormir pendant le bruit, comme dans le tintamare continuel des moulins, des tambours, ou chez les chaudronniers. On cite des hommes d'études qui, s'étant familiarisés à méditer au milieu du vacarme, ne pouvaient se livrer à leurs travaux d'esprit dans le calme de la campagne. Par l'habitude du silence, au contraire, l'ouïe acquiert une finesse très-grande.

Enfin, la vue parvient, au moyen de l'habitude, à percer plus ou moins les ténèbres d'un cachot, ou bien à s'étendre très-loin chez le matelot qui observe en pleine mer, du haut de sa dunette; mais la vue s'use et se perd par l'usage d'une trop vive lumière.

L'exercice fréquent en toute chose, fait acquérir une grande facilité, soit aux actions du corps, soit à celle de l'esprit. Ainsi le danseur est adroit de ses pieds, le musicien habile de ses mains, et l'acteur exerçant continuellement sa mémoire, finit par en avoir une qui est prodigieuse.

Rien n'est plus convenable pour prendre des habitudes que de n'en avoir encore aucune, comme les enfants. Aussi se plient-ils très-aisément à toutes celles qu'on veut leur inculquer : c'est même en cela que consiste la principale éducation, savoir : les bonnes et utiles coutumes, l'apprentissage, le perfectionnement des sens, des organes et des facultés intellectuelles ou morales.

L'enfant doit aussi son aptitude aux accoutumances, à la grande flexibilité de son organisation, à une susceptibilité vive et neuve qui est avide de sentir et de tout connaître. Voilà pourquoi l'enfant montre tant d'inconstance. Sa sensibilité n'étant encore déterminée par aucune habitude, toutes lui semblent à peu près égales, et le plaisir qu'il éprouve à se livrer à tous les genres de sensations ou d'exercices, fait qu'il s'y livre tour-à-tour sans effort.

Le vieillard, au contraire, ayant beaucoup senti, beaucoup éprouvé de choses, s'étant constamment livré à plusieurs actes, ayant répété souvent les usages, les opérations ordinaires de la vie, a contracté nécessairement des habitudes. Sa structure devenue rigide et dure, ayant long-temps ployé en certains sens, ne peut plus, sans des efforts pénibles, changer de direction. Les facultés ont pris leur cours d'une manière déterminée et de longue date. Le vieillard est donc esclave et même martyr de ses habitudes; il ne trouve rien de plus salutaire que de les suivre; il a horreur du changement et de la nouveauté, autant que l'enfant et le jeune homme auraient de peine à s'astreindre uniformément aux mêmes actions, aux mêmes impressions. Jusqu'aux modes et aux mœurs, jusqu'aux choses les plus indifférentes, rien ne plait au vieillard que ce qui est conforme à ses antiques habitudes; la moindre innovation choque ses goûts et ses idées. Au contraire, les jeunes gens sont sans cesse amoureux de changements et de nouveautés; voilà pourquoi les voyages et la guerre leur plaisent tant.

Les femmes ayant beaucoup de délicatesse et de flexibilité d'organisation, un système nerveux sensible et mobile à toutes les impressions, cèdent plus facilement que les hommes à l'empire de toutes les habitudes.

Les divers tempéraments ont aussi différents degrés d'aptitude pour contracter certaines habitudes de préférence à d'autres qui seraient moins conformes à leur disposition naturelle.

Un *sanguin*, par exemple, tiendra des qualités de la jeunesse à cet égard ; comme il est vif, ses habitudes seront inconstantes et légères, analogues à la tournure riante et gaie de ses idées, de ses goûts pour le plaisir et la dissipation.

Le *bilieux* ne prend point des habitudes tempérées, mais des fougues et des engouements violents et passionnés. C'est une suite d'élans impétueux et énergiques, soit par rapport à l'ambition dans toute la carrière qu'il entreprend, soit relativement à l'irascibilité, au jeu, à la guerre, ou à d'autres propensions. Sa persévérance ne viendra point de l'habitude, mais d'une opiniâtreté ambitieuse qui ne veut pas céder ou reculer. Il dompte plutôt la nature qu'il ne lui obéit.

Le *lymphatique*, au contraire, est la bête d'habitude la plus machinale : il trouve plus commode de suivre ainsi une routine tracée que de faire le moindre effort pour se diriger par la volonté. La grande raison : *nos pères ont fait ainsi*, et *c'est la coutume*, est toute puissante sur son esprit. Il aime tous les actes réguliers, constants, uniformes, incapable de prendre de nouvelles habitudes. Mais c'est par tiédeur et mollesse qu'il s'abandonne à ces coutumes toutes passives ; car, dans sa texture lâche et ramollie, il n'offre aucune résistance à de nouvelles directions.

Dans le tempérament *musculaire*, les habitudes sont lentes et difficiles à s'établir, à cause que l'organisation massive et robuste ne se plie que par de violentes secousses ou des stimulants très-énergiques. Chez ces individus lourds et inertes, certaines habitudes de force physique, soit pour le mouvement musculaire, soit pour la faculté digestive, sont les seules qui se contractent pour l'ordinaire, et qui donnent à la machine organisée un jeu presque automatique.

Chez les individus *nerveux*, énervés ou efféminés, rien n'est moins constant que l'habitude ; leur mobilité qu'aucun moyen ne saurait fixer, les soustrait à tous les empires, en les soumettant sans cesse à toutes les impressions du présent. Aussi tout en eux est caprice, inégalité d'humeur, idées incohérentes, goûts disparates, passions explosives et impétueuses qui changent d'objets vingt fois par jour. Malheureux de trop sentir, et de sentir trop vîte, ils tâchent de s'en consoler par leur inconcevable inconstance, qui est le seul genre d'habitude qu'ils puissent conserver.

A l'égard des climats, on remarque aussi des différences dans les degrés d'aptitude à prendre des habitudes. Les peuples des contrées situées sous l'équateur et les tropiques, tenant beaucoup, en général, de la complexion mélancolique, manifestent la même tenacité qu'elle dans leurs habitudes, et la même difficulté d'en admettre de nouvelles; c'est pourquoi l'on voit de nos jours persister, dans l'Inde, exactement les mêmes mœurs et les mêmes coutumes qui subsistaient il y a plus de quarante siècles. C'est encore ainsi que les Chinois persévèrent tellement dans les habitudes de leurs ancêtres, que ni les conquérants tartares, ni des progrès ultérieurs de civilisation, n'ont pu rien y changer. Nous trouvons, au contraire, que les mœurs et les habitudes éprouvent des révolutions perpétuelles parmi les nations de l'Europe tempérée, et même de la plupart des régions septentrionales. Il serait impossible de fixer le Français, l'Anglais et d'autres peuples aujourd'hui les plus civilisés du globe dans un état permanent de coutumes et de modes; les religions, les gouvernements, tout a varié parmi eux depuis environ vingt siècles. Les seuls hommes qui tiennent le plus à leurs habitudes, sont les habitants des lieux très-froids et très-élevés, comme les Suisses dans leurs âpres montagnes, les Norwégiens, les Lapons sous leurs tristes cieux, dont ils supportent l'éloignement avec tant de chagrin, que souvent ils en meurent de nostalgie.

Ces faits remarquables nous montrent comment se fortifient les habitudes, et par quelles causes elles s'altèrent. Un ciel uniforme, une température constamment froide ou chaude, donnent également de l'uniformité, de la constance aux actes de la vie; les habitudes une fois acquises, persévèrent chez l'Indien comme chez le Lapon; elles sont déterminées par l'influence grave et profonde du climat, qui sans cesse imprime son cachet sur ses productions. Mais dans nos régions tempérées, nous passons avec inconstance de l'hiver à l'été, du printemps à l'automne; un même jour est chaud et froid; nos fibres sont perpétuellement tendues ou détendues, et comme tiraillées en divers sens; elles se façonnent à tout et ne se tiennent à rien, par conséquent notre sensibilité, notre mobilité, sont sans cesse variables, et même on peut devenir inconstant, brusque, fantasque dans toutes ses manières, selon que le vent tourne, ou que le soleil brille ou se cache.

Nous n'avons qu'une quantité déterminée de forces vitales à dépenser, soit par jour, soit par année, et par durée de notre vie; nous ne sommes susceptibles que d'une somme mesurée d'actions et d'impressions. Les habitudes que nous contractons doivent donc avoir des limites à cet égard. Par exemple, nous prenons chaque jour l'habitude de manger, de dormir, en une proportion déterminée, à des heures à-peu-près fixes. La coutume prend pied à cet égard; nos forces vitales se proportionnent et s'attendent à ces choses ; elles comptent chaque jour sur ces moyens de restauration, presque aussi régulièrement que le ferait une horloge. Avons-nous coutume de dîner précisément à telle heure? notre estomac n'a pas besoin de montre pour sonner le moment du repas, quand le temps en approche. Le sommeil, le réveil, viennent de même à point nommé, comme si le tour d'un rouage ramenait les mêmes mouvements dans l'économie animale.

A l'égard des quantités, si l'on s'accoutume à manger et boire en certaines proportions fixes, l'on sentira le besoin de s'y arrêter; car, pour peu qu'on se tienne en deçà, ou qu'on aille au-delà, l'individu ne se trouvera plus dans son état ordinaire, et peut-être sera-t-il incommodé.

Tous nos organes se peuvent prêter à une certaine mesure de rapport ou d'harmonie avec les objets extérieurs, comme ils savent s'astreindre à un degré fixe d'action, d'emploi, de sensations, de certaines circonstances indifférentes à tout autre individu; de là vient bientôt une nécessité, une tyrannie ; on ne peut plus se passer de fumer la pipe, ou de telle autre chose aussi peu nécessaire (1); il faut à un autre son café ou son thé chaque matin, sous peine d'être triste, maussade, mal à son aise tout le jour. Ote-t-on son gilet de flanelle, si l'on a la coutume d'en porter continuellement, aussitôt il survient un rhume de cerveau ou de poitrine; la nature finit par vouloir ce qu'elle refusait dans le principe. L'on a connu un célèbre professeur qui par l'habitude de parler en avait acquis un si grand

---

(1) A l'à-propos de *fumer la pipe*, nous citerons un fait assez curieux, dont nous avons été témoin : Un jeune homme, habitué à fumer cinq à six fois par jour, voulant se marier, crut devoir renoncer entièrement à la pipe, pour éviter l'odeur de la fumée de tabac que l'on porte avec soi; mais au bout de quelques jours il se sent indisposé, perd l'appétit, a des frissons, des douleurs dans la région du foie; sa peau devient jaune, et il est obligé de garder le lit. Les médecins consultés ne pouvaient découvrir la cause de la maladie, lorsqu'ils furent informés que le malade avait cessé tout-à-coup l'usage de la pipe. Conduits par cette indication, ils lui ordonnèrent alors de la reprendre, et en peu de temps ce jeune homme, sans autre médication, recouvra la santé.

besoin, que, pour satisfaire à ce désir insurmontable, hors le temps de ses cours, il faisait des leçons chez lui en présence de ses amis, des gens de sa maison, ou de ses domestiques.

Rien n'est plus sage que de suivre ce grand précepte de Celse, *de ne s'astreindre à aucune habitude fixe, de ne faire contracter aucune obligation à notre santé; de la soustraire par la plus grande indépendance à tout ce qui peut nous asservir*. En effet, l'importance de ne s'arrêter à nulle habitude, autant qu'on le peut, se démontre aisément; car l'habitude du repos, par exemple, devient fatale si l'on est ensuite forcé de travailler. Qui peut se promettre de rester toute sa vie dans un même état, puisque la fortune peut tout dans le monde, et que, de leur trône, elle a renversé des rois?

Le propre de l'action d'un organe ou d'un sens, est d'émousser et de perdre sa sensibilité à mesure qu'il sent plus souvent, ou que les impressions qu'il éprouve sont plus fortes et plus répétées. De même, moins un sens agit, moins il dépense sa sensibilité, plus il devient délicat, apte à percevoir les impressions les plus exquises et les plus subtiles. Ces deux effets opposés sont augmentés par les deux sortes d'habitudes qui les favorisent.

Si un homme s'exerce tous les jours à la course, ses jambes acquerront une force et une agilité prodigieuses; et nous ne conseillerions pas à un savant, accoutumé à méditer en repos dans son cabinet, de jouter avec ce coureur; de même, nous croyons qu'un fort de la halle serait peu propre à résoudre de hautes questions d'algèbre et de géométrie transcendante.

On voit donc que nos facultés vitales se distribuent plus ou moins, soit aux muscles, soit au cerveau, par l'effet des répétitions du mouvement et de l'action de ces organes.

Qu'un homme exposé à la vive lumière du soleil, descende dans une cave obscure et sans lumière, ses yeux sont tellement accoutumés au grand jour, qu'au premier moment il croit être dans les plus profondes ténèbres, et ne peut rien apercevoir. S'il demeure quelque temps dans cette cave, ses yeux, s'accommodant peu à peu à l'obscurité, ramassent pour ainsi dire toutes leurs facultés visuelles, dilatent leur pupille, recueillent les moindres lueurs, et l'homme finit par apercevoir assez distinctement dans les plus noirs cachots. On peut faire une expérience plus singulière : c'est de fixer sa vue sur un objet en partie très-éclairé et en partie entouré d'obscurité (ou l'expérience inverse, en fixant sa vue sur une surface très-brillante, au milieu de laquelle se trouve un objet noir et obscur. Si l'on jette ensuite ses regards ailleurs, nos yeux portent un spectre qui leur présente l'obscurité dans le lieu des objets que nous avions vus si brillants, et une plus grande clarté pour les objets obscurs. Ainsi les parties de notre rétine qui ont été frappées d'une éclatante lumière, voient moins que les parties voisines qui ont peu dépensé de force visuelle sur les objets obscurs. Par conséquent, l'habitude d'une lumière vive épuise la puissance visuelle, autant que l'habitude de l'obscurité accumule cette puissance dans le même œil, et il en est pareillement pour diverses fonctions du corps.

Il arrive, par les progrès naturels de nos habitudes, qu'ayant beaucoup vu, beaucoup senti, nous parvenons au terme de la vieillesse, dégoûtés de tout, indifférents, blasés sur les plaisirs, et enfin *inamusables*. Ce résultat, qui serait un fléau dans la jeunesse, est un bienfait aux approches de la mort : il nous fait moins regretter la vie, à laquelle nous ne tenons plus, pour ainsi dire, que par habitude.

L'habitude de nos organes donne souvent une spécialité à nos facultés. On cite de fameux danseurs dont tout le talent était, pour ainsi parler, descendu dans leurs jambes. Christine, reine de Suède, voulut faire danser un profond érudit qui avait passé nombre d'années à composer un traité sur la danse des anciens. Il devint la risée de toute la cour par sa gaucherie ; mais il aurait fallu, par la même raison, obliger un danseur de l'Opéra à composer un chapitre sur l'*orchestique* des anciens, et l'on aurait vu qui était le plus inepte, du savant qui n'avait jamais dansé, ou du danseur qui n'était pas savant.

On peut se rendre profond dans un art, dans une science quelconque, sans se spécialiser ainsi par des habitudes continuées, si la nature, en même temps, était déja disposée à les favoriser ; l'athlète peut devenir un Milon de Crotone, le géomètre un Archimède. On dit quelquefois qu'un homme de génie peut être un sot, parce qu'il est enfoncé uniquement dans ses études, et ignore les usages de la société. C'est encore une preuve de l'influence des habitudes, et en même temps de la démonstration que par elles, les facultés de l'esprit ont été absorbées et concentrées dans les plus hautes méditations. Moins les habitudes sont variées, plus elles sont fortes et profondes.

Les habitudes prennent un ascendant si grand sur la constitution de certains individus, qu'elles peuvent quelquefois changer entièrement les meilleures dispositions naturelles. Que d'exemples n'a-t-on pas de jeunes gens, nés avec toutes les qualités de l'esprit et du cœur, qui ont porté leur tête sur un échafaud, pour avoir été entraînés au crime par suite des habitudes vicieuses qu'ils avaient contractées avec des amis pervertis. Combien l'horrible coutume de répandre le sang, de repaître ses yeux du spectacle de la douleur et des supplices, rend non-seulement insensible, mais cruel, et même bourreau! ainsi le mal peut se naturaliser comme elle bien ; ainsi l'on se façonne à tout, et l'on parvient à se complaire jusque dans la souffrance.

Si nos organes prennent des habitudes dans l'état de santé, ils en contractent aussi avec les maladies. Telles sont pour la plupart les retours périodiques des affections nerveuses, l'asthme, l'hypochondrie, l'hystérie, la migraine, l'épilepsie, etc.; des inflammations, soit des membranes muqueuses, soit rhumatismales; la goutte, les hémorrhoïdes, etc.

Il est certains sujets chez lesquels la santé est tellement robuste, qu'ils ont, pour ainsi dire, l'habitude de n'être jamais malades; mais chez eux aussi, lorsqu'une maladie survient elle est, en général, très-violente, et cède rarement aux secours de l'art. Au contraire, les individus dont la santé est toujours débile, et qui ont contracté l'habitude d'être continuellement indisposés, n'éprouvent pas de fortes maladies, et souvent parcourent une longue carrière, tantôt mal, tantôt bien, sans trop rompre l'équilibre par de grands balancements.

L'habitude des médicaments finit par les

rendre nuls, en diminuant chaque jour leurs effets sur nos organes, à moins d'en augmenter la dose. C'est ainsi qu'un médecin de Paris, prenant habituellement de l'éther pour calmer des étouffements qu'il éprouvait, fut obligé d'en augmenter la dose, au point qu'il en buvait une demi-livre par jour, sur la fin de sa carrière.

L'habitude ou la coutume est, après la nature, le pouvoir le plus grand, le plus profond, le plus durable de tous, surtout chez l'espèce humaine; il nous moule et nous repétrit à son gré; il peut nous dépraver horriblement, comme il peut nous perfectionner, nous élever à la plus haute dignité physique et morale dont notre organisation soit susceptible. La santé, les maladies, sont soumises à son empire. L'habitude nous tyrannise, mais elle nous rend aussi propres à tout et capables de tout, dans les limites de l'humanité. Les plus étranges métamorphoses de l'esprit, et même du corps sont un jeu pour elle; elle nous vient saisir dès le berceau, et nous conduit jusqu'à la tombe. Enfin elle devient la règle, l'opinion, la reine de tous les hommes de la terre.

Le *plaisir* et la *douleur*, ces deux grands mobiles de nos actions volontaires, ne peuvent se soustraire aux effets de l'habitude qui les réduit tous les deux à l'*indifférence*.

CHAPITRE XIII.

DU REPOS ET DU SOMMEIL.

. . . . La mollesse oppressée,
Dans sa bouche, à ce mot, sent sa langue glacée,
Et, lasse de parler, succombant sans efforts,
Soupire, étend les bras, ferme l'œil et s'endort.
(BOILEAU, *le Lutrin.*)

TOUTE la vie est partagée par des intermittences de repos et d'actions. L'exercice fatigue les organes, le repos les délasse, le sommeil répare leurs forces.

Le repos est un des besoins les plus impérieux commandés par la nature, et l'un des plaisirs les plus doux auxquels l'homme puisse s'abandonner. Soit que nous ayons porté les exercices du corps jusqu'à la fatigue, soit que nous ayons poussé les contentions de l'esprit jusqu'aux plus sublimes ou aux plus agréables conceptions, soit que nous ayons livré nos sens aux charmes du plaisir, le moment du repos devient à son tour l'objet de nos délices.

Avec quel charme les poètes ont chanté les douceurs du repos! avec quel empressement chacun aspire aux jouissances dont il est accompagné! Le laboureur regagne avec joie la chaumière dont le modeste abri le reposera des fatigues du jour. Le savant erre dans les jardins, où la promenade offre à son esprit fatigué les charmes d'une agréable distraction et le calme d'un repos salutaire. Aux orages des passions, aux tourments de l'ambition, aux fatigues des affaires, aux troubles des révolutions, succède le repos, objet des vœux formés par le sage.

Les muscles locomoteurs, fatigués par une longue marche, ou par des efforts pénibles, deviennent inhabiles à de nouveaux travaux si les fibres dont ils sont composés ne peuvent se détendre dans un doux repos, et réparer les pertes que des contractions trop répétées leur ont fait éprouver. L'œil ne peut suivre les dessins du plus joli tableau, ne peut se prêter à la lecture des pages les plus éloquentes, ne peut contempler l'objet le plus séduisant, lorsque depuis long-temps il est ouvert à la lumière: fatigué de ses rayons, il réclame l'ombre bienfaisante de la nuit, et le sommeil abaissant ses paupières étend sur lui le voile qui va le soustraire à tout exercice. L'organe reprend dans cet heureux repos la force nécessaire pour revenir à de nouvelles contemplations. Supposons l'oreille frappée par les sons du plus harmonieux concert, ses fibres délicates ne résisteraient pas à des émotions trop prolongées, sa sensibilité serait bientôt usée, si un silence absolu ne la disposait à de nouvelles impressions. L'odorat, tenu dans une excitation continuelle, par l'usage ou l'abus des poudres sternutatoires, devient bientôt insensible au parfum exhalé des fleurs les plus suaves. Le goût, dont trop de mets ont fatigué l'exercice, est incapable de distinguer les saveurs, tant qu'un repos nécessaire ne lui a pas rendu sa délicatesse. Les papilles nerveuses, qui donnent au tact tant de promptitude à percevoir les sensations, ne le rendraient plus sensible, si le toucher n'était momentanément suspendu.

Ainsi tous les organes, tous les sens destinés à favoriser et maintenir nos relations avec les objets extérieurs, ne peuvent soutenir une continuité d'action. La providence a voulu que le besoin indispensable du repos fût attaché à l'exercice des fonctions les plus importantes, comme aux jouissances des plaisirs les plus délicats.

Le repos physique ou moral est toujours un bien lorsque les lois de la nature ou celles de la sagesse en règlent la durée. Toutefois, l'excès aurait aussi ses dangers, les muscles perdraient leur souplesse, les nerfs leur sensibilité, les sens leur finesse; les fonctions languissantes seraient mal exécutées, les facultés morales s'éteindraient, si un exercice fréquent, mais sagement modéré, ne succédait au repos, et n'en abrégeait la durée.

Le repos le plus absolu que l'homme puisse prendre, n'a lieu que pendant le *sommeil;* cet état, qui met une interruption momentanée dans la communication des sens avec les objets extérieurs, peut être défini : *le repos des organes des sens et des mouvements volontaires.*

Les causes d'excitation auxquelles nos organes sont soumis durant la veille, tendent à en accroître progressivement l'action ; les battements du cœur, par exemple, sont bien plus fréquents le soir que le matin, et ce mouvement, graduellement accéléré, serait bientôt porté à un degré d'activité incompatible avec la conservation des organes, si le sommeil ne modérait chaque jour cette force d'action, et ne la ramenait au terme convenable.

Pendant le sommeil, les fonctions intérieures s'exécutent : la circulation, la respiration, la digestion, l'absorption, les sécrétions, la nutrition, s'opèrent ; les unes, comme l'absorption et la nutrition, avec plus d'énergie que pendant la veille, tandis que les autres sont manifestement ralenties. Durant le sommeil, le pouls est plus lent et plus faible, les inspirations sont moins fréquentes, la transpiration insensible, et toutes les autres humeurs émanées du sang, sont séparées en moindre quantité ; l'absorption est, au contraire, fort active ; de là le danger de s'endormir au milieu d'un air insalubre. On sait que les fleuves marécageux, qui rendent si malsaine la campagne de Rome , occasionnent presque infailliblement des fièvres intermittentes, lorsqu'on y passe la nuit, tandis que les voyageurs qui la traversent sans s'y arrêter, n'en ressentent aucune atteinte.

L'homme et les animaux sont soumis à l'alternative du sommeil et de la veille. Veiller, c'est exercer les fonctions qui nous mettent en rapport avec les objets dont nous sommes environnés, sentir, penser, se mouvoir; dormir, c'est ne plus recevoir les impressions extérieures, c'est ne plus vivre que pour soi-même. Ce retour régulier du sommeil répare les forces et est une cause puissante de la conservation de la santé. On ne tarde point à éprouver de grands désordres lorsqu'il est supprimé.

Comme le sommeil est extrêmement remarquable par ses effets et ses phénomènes, les médecins, les physiologistes et les philosophes ont cherché de tout temps à connaître sa nature, à donner une histoire exacte des changements qui ont lieu dans l'animal pendant sa durée. Le succès était subordonné aux progrès de l'anotomie et de la physiologie; peu versés dans ces sciences, les anciens et les modernes, jusqu'à Boerhaave et Haller, n'ont eu qu'un petit nombre d'idées justes sur le sommeil. Quelques philosophes l'ont comparé à la mort. Homère a joint à son nom le mot *airain*, pour désigner l'insensibilité et l'immobilité qui sont deux de ses plus remarquables phénomènes; il observe ailleurs que le sommeil est d'autant plus doux, que le réveil est plus difficile et les apparences de la mort plus grandes; enfin, c'est lui qui a fait le sommeil et la mort jumeaux. Mais le sommeil, qui paraît un état purement passif, une espèce de mort, est, au contraire, le premier état de sommeil vivant, et le fondement de la vie. Ce n'est pas un anéantissement, c'est une manière d'être, une façon d'exister tout aussi réelle et plus générale qu'aucune autre. Nous existons de cette façon avant d'exister autrement, puisque nous naissons, pour ainsi dire, endormis, que tous les êtres organisés qui n'ont point de sens existent de cette façon, qu'aucun n'existe dans un état de mouvement continuel, et que l'existence de tous participe plus ou moins à cet état de repos.

Avant de chercher à déterminer en quoi consiste le sommeil, nous allons commencer par décrire ses phénomènes.

Les causes du sommeil ont été long-temps ignorées, sa nature l'est encore, mais ses phénomènes extérieurs sont connus depuis un grand nombre de siècles, par les peintres, les poètes et les philosophes. Buffon a fait en peu de lignes une brillante description du sommeil; l'homme qu'il anima de son génie raconte lui-même ce qu'il a éprouvé : « Une langueur « agréable s'emparant peu-à-peu de tous mes « sens, appesantit mes membres, et suspendit « l'activité de mon ame; je jugeai de son inac- « tivité par la mollesse de mes pensées; mes « sensations émoussées arrondissaient tous les « objets, et ne me présentaient que des images « faibles et mal terminées; dans cet instant, « mes yeux, devenus inutiles, se fermèrent, et « ma tête n'étant plus soutenue par la force « des muscles, pencha pour trouver un appui « sur le gazon. Tout fut effacé, tout disparut, « la trace de mes pensées fut interrompue, je « perdis le sentiment de mon existence : ce « sommeil fut profond, mais je ne sais s'il fut « de longue durée, n'ayant point encore l'idée « du temps, et ne pouvant le mesurer; mon « réveil ne fut qu'une seconde naissance, et

« je sentis seulement que j'avais cessé d'être. »

Le passage de la veille au sommeil est parfaitement décrit dans cette ingénieuse fiction. Ainsi, aux approches du sommeil, les sens deviennent peu susceptibles d'impressions, le cerveau ne réagit plus sur les sensations, les facultés intellectuelles s'affaiblissent graduellement, la voix devient faible et peu sûre, la force musculaire diminue, les yeux se ferment involontairement, et l'on cherche des appuis propres à soutenir le corps; la respiration ne se fait plus avec la même énergie; la circulation se ralentit dans les poumons; de là la stagnation du sang dans les cavités droites du cœur, et un sentiment de malaise que le *bâillement* fait cesser momentanément, par la longue aspiration qui l'accompagne; enfin l'homme cesse d'agir, s'endort, et n'a plus le sentiment de son existence.

On a distingué trois périodes dans le sommeil : la première est le passage de la veille au sommeil (*somnolence*); la seconde, le sommeil complet; la troisième, le passage de cet état à celui de la veille (*réveil.*)

Le sommeil est *léger*, lorsqu'une faible excitation le trouble; il est *profond*, lorsqu'une stimulation énergique est indispensable pour produire le réveil.

L'homme ne s'endort pas tout d'un coup; mais le sommeil s'empare de lui promptement dans les circonstances où, accablé par une longue veille, il cesse de chercher à la prolonger. Certains individus s'endorment avec une facilité étonnante; d'autres, au contraire, n'y parviennent qu'après un temps très-long, quoiqu'ils aient beaucoup veillé et fatigué les organes des sens et des mouvements volontaires.

Le besoin du sommeil est chez certains sujets tellement impérieux, qu'on a vu des soldats, après plusieurs jours de veille, se coucher pendant une action sous des canons démontés, et dormir tout le temps de la bataille, malgré le bruit et les dangers qu'ils couraient. Des malheureux, épuisés par de longues insomnies, ont trompé la rage de leurs bourreaux, en dormant au milieu des souffrances de la torture.

Tous les animaux connaissent le besoin du sommeil; ceux des quadrupèdes qui vivent avec l'homme, s'y livrent sous ses yeux fréquemment et long-temps; ceux qu'il n'a pu dompter reposent dans le silence des forêts.

Lacépède dit que lorsque les poissons, dans le moment où ils commencent à s'endormir, ont leur vessie natatoire très-gonflée et remplie d'un gaz très-léger, ils peuvent être soutenus à différentes hauteurs par leur seule légèreté, glisser sans efforts entre deux couches de fluide, et ne pas cesser d'être plongés dans un sommeil paisible, qui n'est point troublé par un mouvement très-doux, et indépendant de leur volonté. Néanmoins, ajoute ce célèbre naturaliste, leurs muscles sont si irritables, qu'ils ne dorment profondément que lorsqu'ils reposent sur un fond stable, que la nuit règne, ou, qu'éloignés de la surface des eaux et cachés dans une retraite obscure, ils ne reçoivent presque aucun rayon de lumière dans des yeux qu'aucune paupière ne garantit, qu'aucune membrane clignotante ne voile, et qui, par conséquent, sont toujours ouverts.

Les reptiles, les insectes, les zoophites, sont asservis au besoin du sommeil.

Aussitôt qu'on éprouve la nécessité du sommeil, on cherche une attitude convenable; en effet, si le sommeil est un état de repos, la position qui le favorisera davantage sera celle dans laquelle le relâchement des muscles sera plus grand. Aucune n'est moins pénible que le décubitus sur le dos; aussi elle est choisie de préférence par les personnes fatiguées. En dormant, le corps est fort rarement allongé dans une rectitude parfaite, et, presque toujours, il est abandonné à la prédominence des muscles fléchisseurs sur les extenseurs, c'est-à-dire qu'il se trouve dans un état de demi-flexion. Au reste, on change plusieurs fois d'attitudes pendant le sommeil, et celle que l'on choisit pour s'endormir est rarement celle que l'on conserve en dormant; comme la plus commode devient gênante lorsqu'elle a été gardée un certain nombre d'heures, nous la remplaçons par une autre, ordinairement sans nous en apercevoir.

L'homme ne peut dormir debout, le maintien de la rectitude de la colonne vertébrale exige le concours d'action d'un grand nombre de muscles sur lesquels le sommeil exerce son empire; une chûte serait donc inévitable si l'on essayait de dormir ainsi, car tous les muscles de la partie postérieure du corps, dont les contractions ont le même but, cessant d'agir successivement ou ensemble, le poids de la tête et la flexion de la colonne vertébrale déterminerait la chûte du corps en avant.

Au moment où l'homme va céder au sommeil, les parties de son corps qui ne sont pas soutenues, fléchissent sous leur propre poids, ses bras tombent involontairement, ses doigts abandonnent les corps qu'ils avaient saisis; la tête chancelle, s'incline en avant ou sur un des côtés; enfin, elle se place sur un appui, et reste immobile.

L'homme assoupi ne peut former aucun jugement; ses idées sont vagues, confuses, fantastiques; il a encore la conscience qu'il va s'endormir, mais il lui est impossible de connaître le moment précis où le sommeil s'empare de lui; en vain il s'efforce de lui résister, il est bientôt subjugué. Alors l'expression de la physionomie change, le visage s'épanouit en quelque sorte, les lèvres s'écartent, la mâchoire tombe. Ce dernier phénomène suffirait seul pour faire distinguer le sommeil de la mort.

Plusieurs physiologistes ont remarqué que

les *sens* ne dormaient point tous avec la même intensité : le sommeil du tact est très-léger ; de tous les sens, le goût et l'odorat sont ceux qui se réveillent le plus difficilement. Comme le tact, l'ouïe, chez la plupart des individus qui dorment, est réveillée par une excitation légère; c'est une attention de la nature : dans le repos des organes qui nous mettent en rapport avec les objets extérieurs, elle a fait dormir d'un sommeil moins profond que les autres ceux des sens qui peuvent nous avertir de l'existence du danger. L'habitude peut rendre l'ouïe insensible aux impressions les plus fortes; ainsi elle permet à quelques individus de céder au besoin du sommeil au milieu des plus violentes détonnations.

Les personnes qui habitent et dorment dans le voisinage d'une cloche, d'un moulin, de la mer, d'une cascade, d'un fleuve rapide, se livrent plus difficilement au sommeil, lorsqu'ils ne sont plus à portée d'entendre ce bruit considérable. Cette vive excitation, dont l'effet naturel serait d'empêcher le sommeil, modifiée chez eux par l'habitude, fait partie des causes qui les invitent à dormir.

L'intensité du sommeil varie suivant les individus : certains se réveillent au bruit le plus léger; d'autres, profondément endormis, n'entendent pas les détonnations les plus fortes, même celles du tonnerre. Ce sommeil est, au reste, beaucoup plus profond pendant les premières heures du repos que pendant les dernières.

Les sensations internes, la faim et la soif, sont suspendues, ou du moins ont perdu la plus grande partie de leur intensité, pendant le sommeil qui, prolongé un jour entier, soutient les forces un jour entier, quoique les voies digestives ne contiennent aucun aliment. C'est sans doute ce résultat qui a donné lieu au proverbe : *Qui dort, dîne.*

Pendant le sommeil, ceux des actes de la digestion qui exigent le concours de la volonté, sont suspendus : la mastication, la déglutition, ne peuvent s'exercer; les évacuations alvines sont retardées; cependant tous les phénomènes intermédiaires de la digestion s'exercent, et on a tout lieu de présumer qu'alors la conversion des aliments en chyle est plus facile.

La distention de l'estomac par les aliments sollicite le sommeil chez le plus grand nombre des individus, non pas chez tous, car plusieurs ne sauraient dormir s'ils se couchaient immédiatement après le souper.

Lorsque l'homme est endormi, le repos de ses sens, de ses organes locomoteurs, de ses facultés intellectuelles, favorise les fonctions de l'estomac et des intestins: l'activité de ces viscères s'accroît de l'inertie des organes qui établissent des relations entre l'animal et les objets extérieurs. Il est difficile de préciser le degré d'énergie que le sommeil donne à la nutrition; les phénomènes de cette fonction se succèdent si lentement, qu'on ne peut en remarquer les effets qu'après plusieurs jours, et non après un petit nombre d'heures. La maigreur tient moins à la diminution de volume des organes qu'à la soustraction de la graisse qui circule dans le tissu cellulaire, et elle succède très-rapidement aux veilles prolongées. Au contraire, le sommeil habituellement très-prolongé paraît disposer à l'embonpoint.

La respiration est modifiée pendant le sommeil : elle est ralentie, moins parfaite, mais elle est plus profonde, plus égale; ce bruit qu'on nomme *ronflement*, paraît dépendre du balottement que l'air imprime au voile du palais. Des physiologistes ont placé son siége dans le larynx, d'autres dans l'isthme du gosier; ainsi sa cause, comme son siége, n'est pas déterminée avec beaucoup d'exactitude. Dans le chat, animal chez lequel il présente un caractère particulier qui le distingue de celui de l'homme endormi, il paraît dépendre de la structure particulière des fosses nasales. Le ronflement présente, au reste, beaucoup de variétés : très-fort chez certains individus, il est imperceptible chez d'autres. Ceux-là font entendre ce bruit pendant toute la durée de leur sommeil; ceux-ci seulement pendant quelques heures. Il est modifié par l'état de liberté ou d'oblitération des fosses nasales. On peut dire, d'une manière générale, que le ronflement est un effet de l'imperfection de la respiration.

Pendant le sommeil, les fonctions animales sont dans un repos parfait; cependant, si l'esprit a été occupé fortement de quelque pensée, ou de quelque action pendant la veille, la mémoire et l'imagination associent des idées incohérentes et bizarres : tels sont les *rêves*, que le réveil dissipe. D'autres fois, les idées sont liées entre elles, mieux senties, et ont une apparence de raison : dans ce cas, elles prennent le nom de *songes;* la mémoire de ceux-ci se conserve encore après le réveil.

Le sommeil exerce une influence marquée sur la température du corps humain, et refroidit le sang. L'homme le plus robuste prend froid en dormant, s'il n'est pas mieux couvert que durant la veille; tandis qu'il supporte, lorsqu'il est éveillé, un froid qui lui donnerait la mort s'il dormait.

La durée naturelle du sommeil varie suivant l'âge, le sexe, la constitution et les habitudes. Le sommeil des enfants est plus long que celui des adultes. En général, plus un individu est jeune et faible, et plus il dort long-temps et profondément; mais, lorsque les années et une bonne constitution augmentent ses forces, son sommeil devient plus court et plus léger. L'homme, dans l'âge viril, dort moins que l'adulte; le vieillard, ramené par l'âge à un état analogue, sous quelques rapports, à celui de l'enfance, ne vit qu'imparfaitement; plusieurs de ses facultés s'endorment successivement pour ne plus se réveiller, et sa vie n'est, en quelque sorte, qu'un sommeil continuel.

Les femmes ont, en général, plus de propension au sommeil que les hommes.

On a remarqué que les individus dont la tête est très-grosse dorment long-temps, et se réveillent difficilement. La même remarque a été faite sur ceux dont l'embonpoint est considérable, et qui ont un gros ventre.

L'habitude influe beaucoup sur la durée du sommeil; certains hommes ne lui donnent que deux à trois heures, et cependant leur santé n'est point altérée par la longueur des veilles. On cite plusieurs exemples d'hommes de lettres, qui ont conquis sur le sommeil une partie considérable de leur vie.

Ordinairement, le besoin de dormir revient chaque jour, à-peu-près à la même heure, et le sommeil dure chaque fois le même espace de temps. Sa durée naturelle est celle du tiers, ou du quart de la journée, c'est-à-dire de six à huit heures.

On peut laisser dormir les enfants quelques

heures de plus ; s'ils se livrent souvent et pour long-temps au sommeil, c'est qu'à leur âge les organes de la vie nutritive jouissent d'une activité extraordinaire.

Il faut que la longueur de la veille soit, chez un adulte, au moins de seize à dix-sept heures.

Dans les climats chauds, on dort davantage que dans les pays froids.

Certaines circonstances influent beaucoup sur la durée du sommeil : on a vu des hommes extrêmement fatigués dormir sans interruption pendant vingt-quatre, trente-six, et même quarante-huit heures. Félix Plater raconte qu'un homme dormit de suite pendant trois jours et trois nuits, et Salmuth, qu'une jeune fille, qui avait dansé pendant deux jours, dormit quatre jours et quatre nuits. Un homme d'un tempérament mélancolique dormit pendant huit jours d'un sommeil très-profond, et sa santé ne fut point altérée; Klein atteste ce fait.

Un sommeil tranquille et dont la durée est renfermée dans des bornes modérées, est avantageux dans l'état de santé, et fort utile dans le cours de la plupart des maladies; mais son excès est dangereux. Le sommeil excessif en santé, particulièrement celui que l'on fait dans le jour, et qui est connu sous le nom de *méridienne* en France, et de *siesta* en Espagne où il est en très-grand usage, rend le corps lourd, et l'esprit lent et paresseux; toutes les parties tombent dans une espèce d'inertie.

Ce phénomène a été indiqué par la plupart des physiologistes: celui qui a dormi plusieurs heures au-delà de l'espace de temps qu'il accorde ordinairement au sommeil, le reste du jour éprouve un véritable malaise; son jugement a perdu de sa netteté, ses sens sont émoussés, son état est une véritable somnolence.

Boeerhaave raconte qu'un jeune médecin qui trouvait un merveilleux plaisir à dormir, se retirait dans des lieux silencieux et obscurs, et y dormait d'un sommeil presque continuel. Cette habitude pernicieuse rétrécit bientôt son intelligence, et il tomba dans un état voisin de l'idiotisme.

Un sommeil profond et trop prolongé renouvelle les hémorragies, et favorise les congestions sanguines.

On ne peut pas expliquer le besoin du sommeil par la lassitude des organes des mouvements volontaires, des sens et de l'intelligence; car il existe quelquefois à un très-haut degré lorsque ces organes n'ont été que peu de temps en action; cependant il faut avouer qu'il est, en général, d'autant plus impérieux que la veille a été plus longue, et la fatigue du corps plus grande. Des physiologistes assurent que son intensité est en raison de l'irritabilité des individus. La vie, chez l'enfant, a une grande énergie; il est tout en sensation, aussi il dort beaucoup et souvent, tandis que le vieillard, dont les organes des sensations sont affaiblies, dort d'un sommeil court et léger.

Certains animaux ne dorment point d'un sommeil profond, le moindre bruit les réveille: le chat est de ce nombre; son sommeil est ordinairement si léger que quelques naturalistes ont écrit qu'il n'était jamais complet : telle a été pendant quelque temps l'opinion de Buffon, qui fut bientôt désabusé par des observations plus exactes.

En général, les animaux carnivores ont un sommeil qui est facilement interrompu. Des inductions, tirées de ce fait, sembleraient prouver que les hommes méchants dorment moins profondément que ceux qui sont bons.

La *cause* générale qui provoque le besoin du sommeil est l'exercice prolongé des fonctions qui nous mettent en relation avec les objets dont nous sommes environnés, d'où suit la lassitude des organes qui appartiennent à ces fonctions.

La nature semble avoir fait coïncider l'alternative de la veille et du sommeil avec celle du jour et de la nuit. Le Lapon consomme en dormant une grande partie du temps pendant lequel son climat le condamne à vivre dans les ténèbres.

Cependant le sommeil n'est pas une conséquence de la nuit; quelques animaux veillent la nuit et dorment le jour; l'homme a pris plusieurs fois la même habitude sans inconvénient, et il n'y a point de rapport nécessaire de l'un à l'autre, mais seulement coïncidence.

La nuit invite au sommeil, parce qu'alors les causes d'excitation qui ont agi pendant la veille sur les organes des sens de l'intelligence et des mouvements volontaires, et fatigué ces mêmes organes, cesse d'exister plus ou moins complètement. Ces organes s'endorment, non-seulement parce qu'ils sont las, mais encore parce qu'ils ne sont plus excités.

Le frais sollicite l'assoupissement, et le froid rigoureux détermine un besoin de dormir très-impérieux, qui, s'il était satisfait, conduirait à une mort infaillible. Il importe beaucoup, dans ces circonstances, de le combattre, et l'exercice est le principal moyen de lui résister; il sauva de la mort plusieurs soldats de Xénophon, qui, éprouvant un froid extrême, étaient pris d'un besoin presque irrésistible de dormir. Boerrhaave, qu'un froid rigoureux invitait au sommeil de la manière la plus pressante, quoiqu'instruit de l'imminence du danger, ne parvint à l'éviter qu'avec une peine extrême. Le docteur Solander, surpris, dans l'une de ses savantes excursions, par un froid très-vif, voulait absolument céder au besoin de dormir malgré toutes les représentations de ses amis, qui lui sauvèrent la vie en le contraignant à faire de l'exercice. Le froid provoque le besoin du sommeil par son action sur les nerfs qu'il paralyse en quelque sorte; il refoule le sang de l'extérieur à l'intérieur, et détermine une pléthore sanguine dans l'intérieur du crâne, qui peut devenir consécutivement une léthargie mortelle.

Le sommeil naturel est plus profond et plus long pendant l'hiver que pendant l'été.

Les boissons spiritueuses, fermentées, invitent impérieusement à dormir, lorsqu'elles ont été prises en certaine quantité. Il en est de même de l'usage des aliments solides, de chairs rôties; le travail de la digestion alors excite le besoin du sommeil; les forces, pendant ce travail, étant concentrées à l'intérieur, et l'activité des organes des sens affaiblie.

Les *narcotiques* sont aussi un moyen dont on fait un fort grand usage pour provoquer le besoin de dormir; mais il ne faut pas abuser de ce sommeil *artificiel;* on ne contraint jamais la nature sans inconvéniens plus ou moins graves.

Une perte abondante de sang produit un grand degré de faiblesse, dont la conséquence est un besoin impérieux du sommeil. Ce sommeil est quelquefois dangereux; on connaît plusieurs exemples de morts précédées par le sommeil, provoqué lui-même par une saignée trop copieuse. Chez les Romains, les condamnés à qui on ouvrait les veines des membres, étaient portés dans un bain tiéde, où ils s'endormaient pour toujours.

Un animal à qui on ouvre les veines pour le faire mourir d'hémorragie, éprouve des convulsions, qui sont interrompues par des instants abandonnés au sommeil.

Les bains tiédes sont encore une des causes qui provoquent le besoin du sommeil. Certaines frictions peuvent, chez certains individus, produire le même effet. Alexandre d'Aphrodisée dit que le chatouillement des pieds peut procurer le sommeil.

Un bruit monotone, faisant cesser l'attention des autres sens, endort bientôt sympathiquement l'oreille elle-même; ainsi, le frémissement des feuilles des arbres, le bruit du vent, une musique sans expression, un discours prononcé constamment sur un ton qui ne change pas, appellent et amènent le sommeil. Les passions tristes produisent le même effet, et quelquefois immédiatement après leurs accès les plus considérables, l'effusion d'une grande quantité de larmes apaise les violentes douleurs morales, et le sommeil les suit facilement.

Le sommeil léthargique qui s'empare de plusieurs quadrupèdes vivipares pendant l'hiver, est un phénomène fort remarquable : ils ont perdu toute sensibilité, ils respirent à peine, leur circulation est imperceptible, leur chaleur naturelle considérablement diminuée, et cependant ils vivent. Cette léthargie ajoute même à la durée de leur existence; aussitôt que les circonstances qui l'ont produite disparaissent, l'animal se réveille, et toutes ses fonctions entrent en exercice de nouveau. En Islande, les brebis abandonnées passent six mois de l'hiver endormies sous la neige et les broussailles; des ours, plusieurs espèces de rats, les loirs, les hérissons, les marmottes, les taupes, dorment pendant la plus grande partie de l'hiver.

Le sommeil peut être figuré chez l'homme par la *léthargie*, certaines *asphyxies*, et l'*apoplexie;* mais, dans ces divers états pathologiques, le sommeil n'est qu'apparent, et ne doit être considéré que comme une espèce de paralysie générale.

L'homme peut, par divers moyens, prolonger et tromper le besoin du sommeil; une ferme résolution suffit quelquefois. En exécutant avec ardeur des travaux physiques, en exerçant beaucoup les muscles, on prolonge plus facilement la veille qu'en se livrant à des travaux intellectuels. Des objets capables d'exciter vivement les sens, un bruit aigu et inattendu, une lumière éclatante, peuvent éloigner le besoin du sommeil. Ce besoin perd de son énergie aussitôt que nous avons dépassé l'heure ordinaire à laquelle nous y cédons; enfin on peut encore le tromper, en s'abandonnant à lui pendant quelques instants, dans une position qui ne permet pas un sommeil de longue durée.

Une forte affection de l'ame, une vive douleur, certaines boissons stimulantes, comme le café, par exemple, sont des causes très-ordinaires de l'insomnie.

Le sommeil fuit les soucis rongeurs, il délaisse l'ambitieux; il aime les hommes paisibles et les consciences tranquilles.

Le *réveil* est la cause naturelle de la fin du sommeil. Il est déterminé par les sensations internes qui nous avertissent de nos besoins, principalement de celui des évacuations alvines, et par les excitants externes, spécialement le retour du bruit et de la lumière. L'influence de l'habitude décide aussi le retour de la veille. Mais le réveil ne paraît pas dépendre constamment d'une excitation, soit interne, soit externe, et il est quelquefois extrêmement difficile de l'attribuer à une cause connue.

On observe peu de phénomènes intermédiaires entre le sommeil et le réveil; mais celui-ci laisse ordinairement après lui une sensation plus ou moins incommode et fatigante.

L'homme qui va s'éveiller n'ouvre pas brusquement les yeux, il les frotte avec ses mains. Ce mouvement involontaire peut être nuisible, spécialement après l'opération de la cataracte; aussi, quelques chirurgiens, pour prévenir ses effets, ont-ils la précaution de lier les mains de leurs opérés.

Certains individus éprouvent en se réveillant quelque peine, et même de la douleur, pour ouvrir les paupières.

Le *bâillement* est un effet remarquable du réveil; il est involontaire, et répété ordinairement plusieurs fois. Camper raconte qu'une femme bâillait si fort en se réveillant, que la mâchoire inférieure était luxée quelquefois.

Au moment du réveil, la respiration et la circulation reprennent leur type naturel; mais les battements du cœur sont d'abord fort vifs, grands, et ne reviennent qu'après quelques instants à leur état ordinaire.

Il faut un certain temps après le réveil pour que le cerveau ait récupéré toute son énergie, l'attention sa force, le jugement sa netteté, et ce temps est, chez quelques individus, assez long.

Tels sont les phénomènes que présente l'histoire du sommeil, que nous ne pouvons mieux terminer qu'en donnant un aperçu du *somnambulisme* et du *magnétisme animal.*

Somnambulisme, veut dire : *dormir en se promenant.* C'est un état intermédiaire entre la veille et le sommeil, dans lequel la mémoire, l'imagination et les sens sont dans une sorte d'exercice imparfait, ou d'activité partielle.

Lorsque nous nous endormons, le sommeil

ne s'empare de nous que par degrés : nous mettons d'abord dans le relâchement nos agens locomoteurs; l'odorat, le goût et le toucher sont déjà en repos, lorsque la vue, et surtout l'ouïe, nous transmettent encore de faibles impressions; bientôt les organes des sens sont entièrement inactifs, et les sens intérieurs cessent également d'agir.

Dans le somnambulisme, qui est le sommeil uni à la veille, les sens s'éveillent successivement, mais toujours partiellement et d'une manière imparfaite; ils sont, pour ainsi dire, intérieurs : l'imagination et la mémoire retracent des idées, ou créent des objets ou des souvenirs. Semblabe au pilote qui gouverne son vaisseau sur l'inspection d'une carte, l'ame dirige son corps sur l'inspection de la peinture que lui offre l'imagination. Le cerveau, duquel partent toutes les déterminations de notre volonté, est alors instinctivement éveillé; la mémoire et l'imagination lui retracent des impressions d'où émanent telle ou telle volition, tel ou tel acte, qui ne sont pas toujours en rapport avec les objets environnants, mais bien avec ceux qu'on se représente.

Les causes du somnambulisme sont encore peu connues; toutefois on sait qu'elles sont variables et relatives aux diverses circonstances de la vie; ainsi, le somnambulisme provient quelquefois d'une disposition héréditaire : Willis cite l'exemple d'une famille dont le père et les enfants furent somnambules. Horstius nous a transmis l'histoire de trois frères, tous jeunes, qui furent somnambules à la même époque.

La première enfance est souvent agitée par des rêves, dont l'influence est cependant fort peu sensible pendant les deux premières années; dans la seconde enfance, on aperçoit quelques exemples de somnambulisme. Ils sont plus nombreux dans la jeunesse, moins fréquents dans l'âge adulte, et tellement rares chez les vieillards, que cette période de la vie humaine est réputée étrangère au somnambulisme. On conçoit du reste que, suivant la précocité d'un individu, son caractère et les circonstances déterminantes, l'invasion pourra survenir plus tôt ou plus tard.

Il est d'observation que le somnambulisme est plus fréquent chez les hommes que chez les femmes. Cependant on cite plusieurs jeunes filles qui avaient cette affection, sans compter l'anecdote qui s'est embellie sous la plume ingénieuse des spirituels auteurs du charmant vaudeville de la *Somnambule*. Quel que soit l'empire accordé à la timidité, à la pudeur, il faut, sans doute, admettre la plus grande surveillance des parens comme une sorte de barrière opposée à la fréquence de cette névrose parmi les jeunes personnes.

Les saisons influent peu sur le somnambulisme; toutefois, le printemps et l'automne seraient peut-être plus favorables à la production de cette maladie.

Si les prédominances organiques contribuent à son développement, on doit placer en première ligne celles désignées ordinairement sous le nom de tempérament *nerveux*, *mélancolique*, *bilieux* ou *sanguin*. Un local trop resserré, un air trop échauffé, l'abus des liqueurs alcooliques, un excès de fatigue, une nourriture très-succulente, très-stimulante, des aliments trop copieux, surtout le soir, peuvent produire le somnambulisme.

Un jeune militaire, d'un caractère très-gai,

s'amuse tout un soir avec ses camarades du simulacre d'un combat, puis soupe copieusement et va se coucher ; après un premier somme, il se lève, encore tout endormi, simule avec ses bras une défense vigoureuse, et franchit une porte sans se réveiller; ses yeux étaient ouverts, mais il ne voyait pas; le lendemain, il ne conservait aucun souvenir de son accès. Une autre fois, encore après avoir beaucoup soupé, il se lève pendant son sommeil, prend la fenêtre pour la porte, et se précipite dans la rue.

Dans les temps d'ignorance, on appelait les somnambules des *mal baptisés ;* on supposait que l'omission de quelques paroles sacramentelles dans la cérémonie du baptême déterminait leur maladie. A une autre époque on les a désignés sous le nom de *lunatiques*, et c'est alors qu'ils étaient mal baptisés, car il est peu rationnel de croire que l'influence de la lune puisse occasionner un pareil désordre. De ce que les accès se manifestaient la nuit, on a conclu trop légèrement qu'ils étaient produits ou modifiés par cet astre.

On doit plutôt considérer le somnambulisme comme une névrose, un état morbide du cerveau, une exaltation passagère, et plus ou moins prononcée, de l'activité de cet organe.

Les phénomènes du somnambulisme sont tous apparents et faciles à observer. Il paraît que la mémoire est de toutes les fonctions de l'entendement celle qui est le plus en exercice pendant les accès du somnambulisme ; l'imagination agit beaucoup moins, et cependant elle est quelquefois susceptible d'une série d'idées bien enchaînées ; le jugement est presque nul ; la volonté, dans le somnambulisme, sert à le distinguer des rêves où cette faculté intellectuelle est tout-à-fait impuissante; et c'est cette dernière disposition qui nous explique le malaise qu'on ressent dans beaucoup de rêves.

Les sens jouent un rôle dans le somnambulisme, et leur participation varie suivant les individus. Chez les somnambules, la vue ne s'exerce jamais, ou presque jamais ; c'est le sens qui paraît le plus souvent et le plus complètement endormi : si ces malades voyaient, ils se réveilleraient sans doute aussitôt, ou plutôt ils ne seraient pas somnambules, car ce sens rectifierait l'erreur de l'imagination, de la mémoire, et des autres sens. Nous n'hésitons pas à croire que ces malades sont privés de la vue, soit que les paupières soient baissées, soit que les yeux soient ouverts. Pour preuve nous citerons l'exemple suivant :

Un Italien, âgé de trente-huit ans, mélancolique et somnambule, fut un soir examiné dans son lit : il dormait les yeux ouverts, mais fixés et sans mouvement ; les mains froides et le pouls extrêmement lent. A minuit il tire brusquement les rideaux de son lit, s'habille, se rend à l'écurie et monte à cheval. Trouvant la porte de l'écurie fermée, il y frappe à l'aide d'un gros caillou. Bientôt il met pied à terre, vient au billard, et y simule tous les mouvements d'un joueur ; il passe ensuite dans une autre salle, promène ses doigts sur les touches d'un piano, et se jette enfin tout habillé sur son lit. Quand on faisait du bruit, il paraissait en être irrité, et pressait le pas. La lumière d'un flambeau, placée devant ses yeux, lui était insensible. On le réveillait en donnant du cor à ses oreilles, ou en lui chatouillant la plante des pieds.

Parmi les somnambules on voit, les uns, guidés par leurs souvenirs, marcher hardiment au milieu de l'obscurité; les autres, dont la mémoire est moins fidèle, n'aller qu'en tâtonnant, et souvent se heurtant contre les objets environnants.

Ceux qui se précipitent par une croisée qu'ils prennent pour la porte, sont trompés par l'imagination plus que par les sens ; car, dans une nuit profonde, la vue ne peut nous conduire.

L'ouïe, le sens le plus étroitement uni au cerveau, est, pendant le somnambulisme, souvent dans une sorte d'inaction; cependant tel somnambule est réveillé par un bruit léger, tandis qu'un autre est insensible au son de la caisse.

Les aberrations du goût sont également notables dans le somnambulisme ; nous en citerons l'exemple suivant :

Un ecclésiastique somnambule se levait la nuit pour écrire ses sermons. Quand il avait composé une page, il la corrigeait sans le secours des yeux. Dans ces mots : *ce divin enfant*, il substitua *adorable* à *divin*; plus tard, s'apercevant de l'hiatus, il ajouta un *t* après *ce*.

Une autre fois, il se figure qu'un enfant se noie, et, pour le sauver, s'agite comme un nageur : après s'être beaucoup fatigué, il prétend qu'il est gelé, demande un verre d'eau-de-vie, se fâche parce qu'on lui donne de l'eau, et boit avec plaisir un petit verre de liqueur. Il se recouche ensuite et continue à dormir.

On pouvait lui enlever ses papiers à son insu, pourvu qu'on en substituât de même dimension ; il ne prenait jamais l'encrier pour le poudrier. Il mangeait avec plaisir une dragée, quand il en avait fait la demande ; dans le cas contraire il la rejetait.

Le toucher ou le tact est le meilleur guide des somnambules, celui des sens dont l'activité est la plus prononcée pendant leurs accès.

L'odorat au contraire paraît souvent très-engourdi : un somnambule auquel on fit respirer de l'alcali volatil (ammoniaque), se plaignit d'une odeur de soufre que, disait-il, on faisait brûler pour l'empoisonner. Mais ce fait ne tend-il pas à prouver la perception d'une impression vive, d'une irritation, plutôt qu'une sensation véritable ?

Au reste, la sensibilité ou l'assoupissement des organes sensoriaux est relative au plus ou moins d'intensité du sommeil dans le somnambulisme. Tantôt les paupières sont baissées, tantôt les yeux sont ouverts, fixes, et ne perçoivent point les rayons lumineux ; d'autres fois les paupières étant entr'ouvertes, on peut distinguer les yeux qui sont agités par un mouvement convulsif.

La chaleur de la peau est modérée, et souvent les mains sont froides; le pouls est petit, lent, faible, quelquefois dur ; les fonctions de la vie nutritive cependant peu lésées : la digestion et la nutrition s'opèrent ou peuvent s'opérer ; la respiration n'est pas interrompue, l'absorption a sans doute lieu comme dans la veille.

Enfin les phénomènes de la maladie sont relatifs à sa cause, à l'âge, au sexe, au tempérament et aux occupations habituelles de l'individu ; ce sont les actes de la veille qu'il reproduit pendant le sommeil.

Telles sont les extravagances de l'esprit

humain sous l'empire bienfaisant du sommeil.

Il est une autre variété du somnambulisme, dont nous allons rapporter quelques exemples. Diogène Laërce nous apprend que le philosophe Théon se promenait, quoique dormant. Galien étant la nuit sur un chemin, s'endormit, et continuant de marcher, il ne fut réveillé que par le choc d'une pierre contre laquelle il heurta. Félix Plater raconte que jouant du luth après souper, il lui arrivait souvent de s'endormir sans cesser de jouer : il n'était tiré de son sommeil que par la chute de l'instrument. Son père corrigeant une épreuve, l'ami qui lisait le texte s'endormit et n'en poursuivit pas moins la lecture d'une page entière ; à son réveil il ne se rappela pas ce qu'il avait lu. Muller rapporte l'exemple d'un cordier qui, endormi, continuait son ouvrage.

Mais tous ces faits méritent-ils une entière confiance ? Nous ne le pensons pas ; et malgré le respect qu'on doit à de tels historiens, il est permis d'en douter.

Il est encore un autre somnambulisme produit par le *magnétisme animal*, qui a fait assez de bruit dans le monde (sans compter celui que font encore ses détracteurs et ses enthousiastes) pour pouvoir être cité.

On se sert des expressions de *magnétisme animal*, pour désigner une influence réciproque qui s'opère parfois entre des individus, d'après une harmonie de rapports, soit par la volonté ou l'imagination, soit par la sensibilité physique. Ces influences sont le plus souvent mises en jeu au moyen de plusieurs procédés, tels que des attouchements, des frottements et même des regards, des paroles ou de simples gestes, à diverses distances, chez des personnes délicates et nerveuses, par des hommes exerçant les pratiques dites du magnétisme animal, et connus sous le nom de *magnétiseurs*. De ces pratiques il résulte que la personne qui est soumise à leur influence, s'endort et passe à l'état de somnambulisme; si dans cet état elle est *lucide*, c'est-à-dire si elle a la faculté de pouvoir répondre aux questions qu'on lui fait, alors le magnétiseur lui adresse toutes les demandes sur lesquelles on veut avoir une réponse, et la somnambule, sur-le-champ et de vive voix, vous instruit des secrets les plus cachés de la nature, parle toutes les langues connues et inconnues, et guérit les maladies réputées incurables, sans avoir jamais rien appris (à ce que disent les magnétiseurs).

Les personnes instruites et dignes de foi, qui ont suivi des séances de magnétisme animal, et qui ont observé les effets du somnambulisme artificiel, ne sont pas d'accord sur les résultats : les uns prétendent que c'est une charlatanerie mise en jeu par des fripons, pour faire des dupes; les autres assurent que rien n'est plus réel que les phénomènes du magnétisme animal, qu'il est la source de la science universelle, et qu'il n'a contre lui que les *savants* et les *médecins*, qui seraient bientôt inutiles si tout le monde connaissait le magnétisme. Lesquelles croire ?...

Depuis quarante ans qu'on s'occupe, en divers pays, de la théorie et de la pratique du magnétisme animal, et après les écrits innombrables qu'il a fait éclore et qui naissent encore chaque jour, il est bien extraordinaire que la réalité et l'utilité de cette *découverte* ne soient pas jugées.

Si ce qu'on nomme le magnétisme n'est

qu'une erreur, pourquoi quarante années d'expériences, de sarcasmes et de mépris n'en ont-elles pas fait une éclatante justice? S'il est une vérité, pourquoi donc, après tant d'épreuves, se traîne-t-il encore dans l'ombre, combattu et rejeté, comme une ridicule imposture, par les hommes les plus éclairés? Le magnétisme *minéral* n'a pas eu ce sort-là, quoiqu'il soit impossible peut-être d'en donner jamais une explication satisfaisante. On magnétise du fer; on aimante des aiguilles; on étudie leur direction, leur inclinaison, leur déclinaison; ces faits merveilleux ne sont mis en doute par personne, et le moindre matelot, le mousse le plus stupide, ne s'avisent pas de douter de la *boussole*.

Qu'y a-t-il de plus extraordinaire que l'*électricité*, ce feu invisible, cette foudre qui nous environne perpétuellement, qui change et rétablit sans cesse de nouveaux équilibres entre l'atmosphère et le globe terrestre? Quelle merveille n'est-ce pas de conjurer le tonnerre, et de lui défendre en quelque sorte, avec des pointes métalliques, d'éclater sur nos édifices : cependant, les savants comme le peuple aujourd'hui sont unanimement d'accord sur ce point; il n'y a point d'enthousiastes d'une part, ni de contradicteurs de l'autre. Les faits restent palpables et évidents pour toutes les intelligences. Pourquoi n'en est-il pas ainsi du magnétisme animal?

Laissons au temps le soin de décider cette question : et, en attendant, pour que nos lecteurs puissent avoir une idée des effets du magnétisme animal, nous allons leur faire le récit d'une séance de somnambulisme artificiel, dont nous avons été témoin, et leur rapporter les réponses les plus remarquables de la somnambule.

Cette séance n'était pas publique : il s'y trouvait seulement les amis et connaissances de la personne chez laquelle elle avait lieu, et quelques invités par le magnétiseur, qui arriva à huit heures, conduisant une dame de vingt-quatre à vingt-six ans, dont la pâleur et l'air langoureux annonçaient assez les qualités requises pour être somnambule : en effet, c'était la personne qui devait être magnétisée.

Après la présentation d'usage, et que chacun eut contenté sa curiosité auprès de la somnambule, le petit médecin qui l'avait amenée, alla la placer dans un fauteuil à l'autre extrémité du salon; et là, après lui avoir placé la tête sur un oreiller, il se mit à la magnétiser en lui passant les mains devant le visage, en les appuyant sur le front, jusqu'à ce que la somnambule s'endormît, ce qui arriva au bout de huit à dix minutes.

Alors le magnétiseur annonça qu'il mettrait en *rapport* avec la somnambule les personnes qui voudraient la questionner, mais que les questions devaient être adressées à lui d'abord, pour qu'il les transmît à la somnambule, sans quoi elle ne pourrait pas y répondre.

Cette formalité arrêtée, une dame fut mise en rapport avec la somnambule (c'est-à-dire assise auprès d'elle et une main dans la sienne), et le colloque suivant s'établit :

La malade. J'ai toujours mal à la tête.

La somnambule. Quel âge avez-vous?

La malade. J'ai dix-sept ans et demi.

La somnambule. Je vois votre mal; il dépend d'un engorgement du cerveau, et ne se guérira que lorsque vous serez mariée.

(Plusieurs personnes de la société se mettent à rire.

La malade. Mais je suis épouse et mère.

La somnambule. Alors c'est que vous avez été mariée trop jeune. Prenez des bains de pieds. (La somnambule lui quitte la main; à ce signe le magnétiseur annonce qu'elle ne veut plus être en rapport avec la malade, qui se lève et est remplacée par un monsieur.)

Le monsieur. L'affection que j'ai date de vingt ans; elle me prend au genou droit, et a lieu jusqu'au bout du pied maintenant: puisque les somnambules savent et voient tout, dites-moi ce que j'éprouve, la cause du mal et ce qu'il faut faire pour le guérir?

La somnambule. (après avoir réfléchi assez long-temps.) L'affection que vous ressentez dans la jambe droite est un commencement de goutte. Vous devez éprouver souvent au genou et au pied des enflures douloureuses, la peau est rouge, brûlante. Il n'y a pas de guérison radicale; lorsque vous souffrirez, il faudra mettre des cataplasmes de farine de graine de lin sur les endroits douloureux.

Le monsieur, en riant. Je crois, belle somnambule, qu'il y a erreur de votre part : d'abord l'affection que j'ai à la jambe droite depuis vingt ans, c'est qu'on me l'a coupée au-dessus du genou, et que j'en porte une de bois. Or, je ne crois pas que la goutte puisse attaquer un membre de bois ; je ne puis pas y éprouver d'enflure par la même raison ; et je crois que des cataplasmes appliqués, dans ce cas, feraient, comme dit le proverbe, l'effet d'un cautère.

Le *petit médecin*, vivement. Monsieur, si la somnambule s'est trompée, c'est qu'elle n'était pas en rapport avec vous.

Le monsieur. J'ignore si elle n'était pas en rapport avec moi, mais je suis certain qu'elle n'est pas en rapport avec la vérité. (Et il frappe sur sa jambe de bois, qui est si bien travaillée qu'on la croirait naturelle, et que personne ne l'avait remarquée.)

Un *gros farceur,* large comme une tonne, rouge comme une cerise, et dont le rire bruyant avait plus d'une fois interrompu les réponses de la somnambule, vint remplacer le monsieur à la jambe de bois.

Le *gros farceur* (s'asseyant et prenant la

main de la somnambule). Je préviens votre somnambule que je n'ai mal nulle part, mais que je serais pourtant curieux de mettre son savoir à l'épreuve; et puisque vous dites que les somnambules voient tout et savent tout, pourrait-elle me dire quelle heure il est à ma montre?

Le *petit médecin*. Rien de plus aisé.

Le gros farceur. Si elle devine juste je la tiens pour la plus fameuse somnambule que l'on ait jamais vue.

Le *petit médecin* à la somnambule. Monsieur désire que vous disiez quelle heure il est à sa montre. Regardez-bien, et répondez.

La somnambule. Neuf heures moins cinq minutes.

Le *gros farceur* tirant sa montre, et remarquant qu'elle ne va pas. Ah! parbleu vous avez du malheur : il doit être à peu près neuf heures à toutes les montres, et je vois qu'ayant oublié de monter la mienne, elle s'est arrêtée à cinq heures un quart. Et chacun de rire; et le petit médecin de réveiller la somnambule en annonçant qu'elle était fatiguée, et de se retirer avec elle; et toute la société de dire en s'en allant : D'après ce que nous venons de voir, le magnétisme animal n'est qu'une charlatanerie ; mais comment se fait-il que des hommes recommandables, par leur rang et leur savoir, puissent y croire, vantent ses effets miraculeux et se fassent gloire de le propager?

CHAPITRE XIV.

DES TEMPÉRAMENTS.

> Toujours ces sages hagards,
> *Maigres*, hideux et *blafards*,
> Sont souillés de quelque opprobre;
> Et du premier des Césars
> L'assassin fut un homme sobre.
>
> J.-B. ROUSSEAU.

TOUTES les parties, tant solides que fluides, et toutes les fonctions de l'économie, sont dans une dépendance réciproque et se balancent mutuellement. La santé résulte de l'équilibre qui s'établit entr'elles.

Cet équilibre n'est cependant jamais tellement parfait que l'on n'observe dans chaque individu la prédominance de quelque appareil d'organes, de quelque humeur, ou de quelque fonction. De cette prédominance, qui coïncide avec l'état de santé, résulte ce qu'on appelle *le tempérament.*

On entend donc par cette dénomination : *des différences entre les hommes, constantes, compatibles avec la conservation de la vie et le maintien de la santé, caractérisées par une diversité de proportions entre les parties constituantes de l'organisation, et assez importantes pour avoir une influence sur les forces et les facultés de l'économie entière.*

Ce mot de tempérament doit son origine aux idées primitives des anciens sur la constitution des corps organisés. Ils les regardaient comme des assemblages d'éléments doués de qualités différentes, mais associés et combinés de manière à former un tout, dans lequel leurs proportions respectives sont tellement compensées, qu'aucune de leurs qualités ne prédomine, mais sont modérées et *tempérées* mutuellement les unes par les autres. Ce tout, par cela même, se trouve, suivant eux, dans un état moyen, convenable à l'existence de chaque être et de chaque organe.

Disposé suivant une organisation à laquelle

l'esprit donne la vie, c'est-à-dire l'action et le sentiment, il exécute des fonctions selon des lois qui lui sont propres.

La perfection des proportions entre les éléments combinés donne le tempérament parfait. Leurs différences, compatibles avec la régularité des fonctions, donnent les variétés des tempéraments ; l'excès d'un élément sur les autres, porté à une mesure peu favorable à la conservation de l'harmonie du tout ensemble, constitue les *intempéries*. Quand ces intempéries ont amené le trouble dans l'ordre des fonctions, elles produisent les maladies constitutionnelles : tels étaient les fondements de la physiologie des anciens.

Les qualités par lesquelles les anciens distinguaient leurs éléments, étaient le *froid* et le *chaud*, le *sec* et l'*humide*. De leur mélange résultaient, suivant eux, quatre combinaisons principales : celle du chaud avec le sec; celle du chaud avec l'humide; celle du froid avec l'humide; et celle du froid avec le sec. Ils trouvaient la représentation de ces combinaisons dans quatre humeurs, qu'ils admettaient comme fondamentales : le *sang*, qu'ils disaient être chaud et humide; la *bile* chaude et sèche; la *pituite* froide et humide ; la *mélancolie* froide et sèche.

De ces diverses combinaisons, et des qualités attribuées à ces humeurs, les anciens déduisaient leur distinction des tempéraments, qu'ils nommaient : tempérament *sanguin*, tempérament *bilieux*, tempérament *phlegmatique* ou *pituiteux*, et tempérament *mélancolique*, aux excès desquels devaient répondre autant d'intempéries.

Les progrès de la physiologie, ayant fait connaître avec plus de précision la nature de nos humeurs, de nos organes, et leur influence sur le tempérament, il en est résulté une nouvelle classification, et l'on admet maintenant, 1° le tempérament sanguin; 2° le tempérament lymphatique; 3° le tempérament nerveux; 4° le tempérament musculaire; 5° le tempérament bilieux; 6° le tempérament mélancolique.

1° Le tempérament *sanguin* se reconnaît à la couleur vermeille de la peau, à la teinte foncée des cheveux et des poils, à la douceur des formes, unie à la solidité de la fibre, à l'équilibre parfait entre les solides et les fluides, à la prédominance des systèmes artériel et capillaire, annoncée par la force et le développement du pouls; à l'amabilité et à la gaîté de l'esprit, qui est vif et saillant; enfin, au penchant pour tous les plaisirs.

Les hommes chez qui on remarque ce tempérament, ont la susceptibilité nerveuse assez vive et accompagnée d'une successibilité rapide, c'est-à-dire, qu'affectée aisément par les impressions que les objets extérieurs font sur eux, ils passent rapidement d'une idée à une autre idée; l'inconstance et la légèreté sont le principal attribut des hommes de ce tempérament; une extrême variété semble pour eux un besoin autant qu'une jouissance: bons, généreux et sensibles, vifs, passionnés, mais volages, chez eux le dégoût suit de près le plaisir.

L'histoire de Henri IV, de Louis XIV et de Mirabeau, prouve qu'à l'amour extrême du plaisir, les hommes sanguins joignent, quand les circonstances l'exigent, une grande élévation dans les sentiments et dans le caractère, et peuvent donner les preuves des talents les plus distingués dans tous les genres.

Le tempérament sanguin est celui de la puberté, surtout chez les hommes. On l'observe fréquemment dans les pays tempérés et secs.

2° Dans le tempérament *lymphatique*, la peau est blanche; les cheveux et les poils d'un blond cendré; les chairs sont molles; les formes extérieures arrondies; le pouls petit et faible; la digestion lente; les mouvements sont paresseux; les sensations très-modérées; l'esprit est inactif et inaccessible aux passions fortes.

Le tissu cellulaire et les vaisseaux lymphatiques sont gonflés par l'excès des fluides séreux qui les remplissent.

Ce tempérament est ordinaire aux enfants: très-fréquent dans les pays froids et humides, il est la cause des maladies scrofuleuses (1).

---

(1) Basé sur cette cause, *un nouveau traitement* qui guérit sans retour les SCROFULES (*écrouelles* ou *humeurs-froides*), vient d'être mis à la connaissance du public, par son auteur, le docteur Chaponnier; ce mémoire, qui a été présenté et reçu à l'académie royale de médecine, se vend chez les principaux libraires.

(Note de l'Éditeur.)

3° Le tempérament *nerveux* se distingue par les caractères suivants : la peau est blanche, ou plutôt pâle; l'habitude extérieure du corps maigre et sèche; le pouls vif et fréquent; les sensations sont rapides et fugaces; les mouvements prompts et peu durables; le jugement est peu sûr; l'imagination facile et brillante; la mémoire ingrate.

Les fluides sont en petite quantité, et les nerfs ont une prédominance de volume et d'action sur toutes les autres parties.

Ce tempérament s'observe surtout dans l'enfance et chez les femmes : on le voit souvent se joindre, chez ces individus, au tempérament lymphatique.

On le rencontre encore chez les peuples qui habitent les pays chauds et secs.

Le tempérament nerveux est moins une constitution naturelle du corps que le premier degré d'une maladie. Ce tempérament, comme les affections vaporeuses auxquelles il dispose, ne s'est jamais offert qu'au milieu des sociétés parvenues à ce degré de civilisation où l'homme est le plus loin possible de la nature. Les dames romaines ne devinrent sujettes aux *maux de nerfs* que par suite de ces mœurs dépravées, qui signalèrent l'époque de la décadence de l'Empire.

Les *vapeurs* étaient extrêmement communes en France pendant le dix-huitième siècle, dans les temps qui précédèrent la ruine de la monarchie.

Les deux hommes les plus remarquables du dix-huitième siècle, Voltaire et le grand Frédéric, peuvent être donnés comme des exemples du tempérament nerveux; et l'histoire de leur vie, si brillante et si agitée, montre assez combien les circonstances au milieu desquelles ils vécurent contribuèrent à développer leurs dispositions natives.

4° Le tempérament *musculaire* ou *athlétique* se manifeste par le volume considérable du tronc et des membres, dont les formes sont durement exprimées; par la petitesse de la tête et la grosseur du cou; par la résistance des chairs et par l'abondance des poils.

Le pouls est fort et plein; les actions corporelles sont tranquilles, mais puissantes.

L'esprit est peu développé : il est lent à concevoir, et aussi lent à se déterminer.

Les muscles paraissent ici étouffer toutes les autres parties par leur masse. Les os partagent cette disposition physique : leurs apophyses sont très-saillantes.

L'*hercule Farnèse* nous présente le modèle des attributs physiques de cette constitution particulière du corps, et ce que la fabuleuse antiquité nous raconte des exploits de ce demi-dieu, nous donne l'idée des dispositions morales qui l'accompagnent.

Le tempérament musculaire se prononce dans l'âge adulte chez les hommes de peine, et dans les contrées où règne un froid sec.

5° Le tempérament *bilieux* est ordinairement accompagné d'une peau brune, de cheveux noirs, d'un embonpoint médiocre, avec dureté des formes ; d'une grande vivacité de mouvement ; d'un caractère ardent et opiniâtre; d'un esprit susceptible d'une forte application ; de passions très-violentes, surtout celle de l'ambition.

Hardis dans la conception d'un projet, constants et infatigables dans son exécution, c'est parmi les hommes de ce tempérament que se trouvent ceux qui, à diverses époques, ont gouverné les destins du monde : pleins de courage, d'audace et d'activité, tous se sont signalés par de grandes vertus ou de grands crimes, et ont été l'effroi ou l'admiration de l'Univers.

Tels étaient Alexandre, Jules-César, Brutus, Mahomet, Charles XII, le czar Pierre-le-Grand, Cromwel, Napoléon Bonaparte, etc.

Mais personne ne réunissait à un plus haut degré les qualités éminentes des bilieux que le fameux Sixte-Quint, qui, parvenu lentement à la prélature, marcha pendant vingt ans, le dos courbé, et parlant sans cesse de sa fin prochaine, puis tout-à-coup se redressant fièrement, s'écrie : *Je suis pape!* frappant à la fois d'étonnement et de stupeur tous les cardinaux qui, dupes de son artifice, venaient de le nommer au Saint-Siége de Rome.

Le tempérament bilieux se rencontre dans l'âge adulte, principalement chez les hommes de cabinets.

6° Le tempérament *mélancolique* doit être regardé comme une exagération du précédent. Le plus souvent même il dégénère en une véritable maladie.

Ici le corps est maigre; la physionomie sombre et triste; les yeux sont caves; le teint est pâle et la peau jaune; les digestions sont difficiles; le caractère est soupçonneux, etc.

Les caractères de Louis XII et de Tibère ne laissent rien à désirer pour la détermination morale de ce tempérament.

Lisez dans les mémoires de Philippe de Commines, et dans les annales de Tacite, l'histoire de ces deux tyrans craintifs, perfides, défiants, soupçonneux, cherchant la solitude par instinct, et la souillant par tous les actes de l'atrocité la plus barbare et de la débauche la plus effrénée.

La méfiance et la timidité, jointes à tous les déréglements de l'imagination, forment le caractère moral de ce tempérament : le morceau dans lequel Tacite peint la conduite artificieuse de Tibère, lorsqu'il refuse l'empire, qui lui est offert après la mort d'Auguste, peut en être donné comme le tableau le plus parfait.

L'histoire des hommes célèbres dans les sciences, les lettres et les arts, a fait connaître des mélancoliques d'un caractère opposé :

doués d'un sens exquis, d'un tact délicat, dévorés d'un ardent enthousiasme pour le beau, capables de le réaliser dans de riches conceptions, vivant avec les hommes dans une réserve voisine de la défiance, analysant avec soin toutes leurs actions, saisissant dans le sentiment ses nuances les plus délicates; mais, prompts aux interprétations défavorables, et voyant tous les objets à travers le prisme lugubre de la mélancolie.

Le Tasse, Pascal et J. J. Rousseau peuvent être cités comme exemples.

L'histoire de ce dernier, comme celle de presque tous les mélancoliques qui se sont illustrés dans la carrière des lettres, nous présente le génie aux prises avec l'infortune, et luttant péniblement contre l'adversité; une ame forte, logée dans un corps débile, d'abord douce, affectueuse, expansive et tendre, aigrie par le sentiment d'une condition malheureuse et de l'injustice des hommes.

Jusqu'au moment où tourmenté du désir de la célébrité, Rousseau s'élança dans la carrière épineuse des lettres, doué d'un tempérament sanguin, on le voit présentant toutes les qualités propres à ce tempérament : doux, aimant, généreux et sensible, quoique inconstant; son imagination féconde ne lui présente que des images riantes; et, dans cette illusion du bonheur, il vit d'agréables chimères; mais graduellement détrompé par les dures leçons de l'expérience, profondément affligé de sa misère et des torts de ses semblables, son physique s'use, se mine et s'épuise, avec lui le moral change, et son exemple peut être donné comme la preuve la plus frappante de l'influence réciproque du moral sur le physique, et du physique sur le moral. Il prouve sans replique que le tempérament mélancolique est moins une constitution particulière du corps, qu'une véritable maladie dont les degrés peuvent varier à l'infini, depuis une certaine originalité dans le caractère, jusqu'à la manie la plus décidée.

Ce tempérament, qui est celui des hypocondriaques, influe assez sur le cerveau pour déranger les facultés intellectuelles, et produire la monomanie qui souvent conduit au suicide.

Plusieurs des tempéraments que nous venons de décrire se mélangent pour l'ordinaire, et donnent naissance aux tempéraments *mixtes*, tel que le *bilioso-nerveux*, le *nervo-lymphatique*, etc.

D'autres fois, ils s'altèrent et se changent par les progrès des âges, et par l'influence des causes qui agissent sur l'homme pendant le cours de la vie; d'où résultent les tempéraments *acquis*.

Enfin, le tempérament peut être modifié par la *constitution*. On entend par ce mot la disposition physique particulière de chaque individu, la force dont il est doué, et le degré de résistance que ses organes peuvent opposer à l'atteinte des causes morbifiques. D'après ces considérations, on distingue des constitutions *fortes* ou *faibles*, *bonnes* ou *mauvaises*, etc.

La connaissance des tempéraments est une étude qui peut servir, plus qu'on ne pense, au bonheur de la vie, en nous mettant à même de juger sur les signes physiques les qualités morales et le caractère des individus avec lesquels les relations sociales peuvent nous mettre en liaison.

Si Lavater a prétendu connaître l'homme

par les formes de son visage, il paraît plus certain qu'on le devinerait mieux sur l'aspect de son tempérament.

On connaît le mot que Plutarque attribue à César sur Antoine et Dolabella, ainsi que sur Brutus et Cassius, quand on cherchait à lui inspirer quelque crainte au sujet des projets sinistres dont on accusait les deux premiers : *Je ne crains rien des hommes à embonpoint et à belle chevelure*, dit-il, *je redoute bien plus ces hommes au teint jaunâtre, à la face maigre;* il parlait de ses assassins mêmes.

Des observations faites avec soin dans plusieurs bagnes et prisons de la France sur les tempéraments des individus qui y sont renfermés, ont donné, pour terme moyen, le résultat suivant :

Sur 100 condamnés,

tempéraments sanguins et lymphatiques.	20
nerveux et musculaires. .	20
bilieux.	50
mélancoliques.	10
Total.	100

Ayant fait les mêmes recherches dans la prison de Sainte-Pélagie, aux détenus pour dettes (qui ne sont prisonniers que pour avoir trop aimé le plaisir, ou pour avoir eu trop d'esprit), nous n'avons trouvé, sur *cent* individus, que *dix bilieux* et pas *un mélancolique*.

Ces résultats, qui militent beaucoup en faveur du nouvel aperçu que nous présentons sur les tempéraments, nous fait désirer qu'un ouvrage, à l'instar de celui de Lavater, fasse connaître toutes les différences des divers caractères des hommes, jugées d'après leur tempérament.

Les avantages que la politique et les gouvernements pourraient en tirer seraient peut-être d'une plus haute importance qu'on ne le pense.

CHAPITRE XV.

DES AGES.

Nous rappelons alors le temps de notre enfance ;
L'esprit dans l'avenir porte sa prévoyance,
Et le fils à son père accorde des secours,
Qu'il attend, pour lui-même, à la fin de ses jours.

Pope.

Les *Ages* sont des époques principales de la vie, que caractérisent moins la révolution des années climatériques, que la succession des changements qui s'opèrent dans l'économie animale.

L'homme, depuis sa naissance jusqu'à sa mort, éprouve dans son organisation, à certaines époques déterminées, des changements très-remarquables, lesquels ne peuvent guère s'effectuer sans apporter plus ou moins de trouble dans les fonctions dont l'harmonie constitue la santé. Ces époques déterminées ou âges forment par leur réunion la durée ordinaire de la vie humaine.

De tout temps on a reconnu quatre âges, qu'on a même assez ingénieusement comparés aux quatre saisons de l'année; mais de l'enfance à la puberté il existe des phénomènes que les physiologistes ont désignés sous la dénomination d'adolescence, ce qui forme maintenant cinq âges, ou époques principales qui partagent la vie de l'homme : l'enfance, l'adolescence, la puberté, l'âge adulte et la vieillesse.

L'Enfance.

Cet âge, qui est l'âge de la faiblesse, peut se diviser en deux époques qui comprendront la première et la seconde enfance.

La *première enfance*, se compose des sept années qui suivent la naissance. Cet intervalle, malgré sa brièveté, est remarquable par des phénomènes qui le partagent naturellement en trois époques. La *première époque* s'étend depuis le moment où l'enfant voit le jour, jusqu'à six ou sept mois, à l'éruption des premières dents; alors tous les organes se mettent en rapport avec les objets extérieurs, dont ils reçoivent une influence plus ou moins marquée, et sur lesquels ils réagissent avec plus ou moins d'énergie.

La circulation sanguine subit un changement très-remarquable; les poumons sans fonctions dans le fœtus, commencent à entrer en exercice, et éprouvent un développement subit par l'introduction de l'air atmosphérique; le foie, au contraire, perd insensiblement de sa prédominance; l'enfant qui naguère ne recevait d'autre calorique que celui de sa mère, jouit maintenant de la faculté de le produire; l'estomac et les intestins s'approprient toutes les parties nutritives du lait maternel; le sommeil, sans être long, a des retours très-fréquents : téter et dormir alternativement, voilà à quoi tout le temps est employé à cet âge, qui, en général, est exempt de maladies, lorsque l'enfant est bien constitué et suce un bon lait. On voit néanmoins assez souvent ses premiers pas dans la vie, arrêtés, soit par l'asphixie ou mort apparente, l'ictère, le muguet ou millet; soit par l'hydrocéphale, l'hydrorachis, l'endurcissement du tissu cellulaire;

soit par les affections qui attaquent les premières voies, comme la rétention du méconium, les tranchées, la tympanite, l'engorgement muqueux des intestins, etc.

La *deuxième époque* commence vers le septième mois de la naissance, et dure jusqu'à deux ans. Elle est très-orageuse, parce qu'elle est tout employée au développement de la première dentition, laquelle exalte la susceptibilité nerveuse déjà si prononcée à cet âge; aussi cet important travail est-il fréquemment accompagné de convulsions, de catarrhes pulmonaires, de coliques, de diarrhées, d'assoupissement apoplectique, de chûte du rectum; souvent encore il coïncide avec la fièvre muqueuse, les vers intestinaux, les aphtes, le carreau, la courbure des os, les croutes laiteuses, les ophtalmies. Malgré tant d'accidents capables d'ébranler une si frèle machine, celle-ci néanmoins continue à s'affermir davantage, le système osseux prend plus de solidité, le musculaire plus de force, d'où résultent des mouvements plus sûrs, et une progression qui, d'abord chancelante acquiert de jour en jour plus de fermeté et d'assurance.

Enfin, la *troisième époque* de la première enfance s'étend depuis l'âge de deux ans ou environ, jusqu'à sept, époque de la seconde dentition : les os continuent à se solidifier ; les membres reçoivent des formes plus prononcées ; les sens se perfectionnent successivement ; l'enfant commence à se servir avec avantage des yeux, de l'oreille, des mains et de la voix ; mais c'est aussi le temps du développement vicieux de certains organes, tels que les os longs, les glandes misentériques d'où naissent le rachitis, le carreau, la fièvre hectique. C'est l'époque d'une sorte de dépuration générale signalée par les gourmes, la teigne spontanée, les écoulements à la tête et derrière les oreilles, la génération d'une foule d'insectes sur le cuir chevelu, celle des vers dans le canal intestinal ; c'est l'âge où se manifestent le plus ordinairement la variole, la rougeole, le croup, la coqueluche. Tels sont les phénomènes généraux qui caractérisent les trois degrés de la première enfance.

La *seconde enfance* commence à sept ans, et se prolonge jusqu'aux premiers signes de la puberté. Beaucoup plus calme que la précédente, elle est marquée néanmoins par de nouvelles élaborations, qui souvent portent atteinte à la santé et retardent l'accroissement: de nouvelles dents remplacent les premières; les glandes des aines, de la machoire et du cou se développent; les os continuent à croître en même temps qu'ils deviennent plus compacts. Mais ce travail dans les organes glanduleux et osseux a fréquemment pour résultat la naissance des scrofules et les vices de conformité dus à la déviation des os du thorax, et de la colonne vertébrale. On voit que cet âge a beaucoup d'analogie avec le précédent; il est en outre remarquable par un plus grand développement des facultés intellectuelles, et surtout par la force de la mémoire.

Adolescence.

Lorsqu'il survient un changement notable dans l'organe de la voix, c'est-à-dire lorsque la puberté s'annonce, elle signale aussi le commencement de l'*Adolescence.* Cette troisième époque principale débute, dans les climats tempérés, à onze ou douze ans pour les femmes, à quatorze ou quinze pour les hommes, et se termine chez celles-là à vingt-un ans, et chez ceux-ci à vingt-cinq ou environ. Les deux sexes éprouvent alors des changements extraordinaires dans leur organisation : ainsi, chez l'homme, la poitrine augmente en capacité, la voix en gravité et en étendue, la taille en élévation, tous les membres en vigueur et les sens en perfection. Dans la femme même métamorphose, mais accompagnée de plus d'orages en raison de la délicatesse des organes et de l'importance de leurs nouvelles fonctions.

Si l'on fait attention que ce sont les organes du système sanguin artériel, et ceux de la poitrine qui prédominent à cet âge, on ne sera point étonné que ce dernier soit en butte à des maladies particulières, résultantes de cette prédominance, qui influe aussi avec tant d'énergie sur les facultés intellectuelles et sur les passions. C'est donc au milieu de l'adolescence que l'on voit paraître le plus fréquemment les hémorragies actives du nez, du poumon ; la fièvre inflammatoire ; certaines phlegmasies, telles que l'angine, la péripneumonie, la pleurésie, l'engorgement des glandes pulmonaires, qui donne naissance à diverses espèces de phtisies; la chlorose; la catalepsie; la mélancolie érotique, ou cette sorte d'aliénation mentale que développent des sensations jusqu'alors inconnues, et qui, chez les femmes, dégénère quelquefois en véritable folie.

Age Adulte.

Il semblerait que le corps humain, une fois parvenu à sa perfection physique, après avoir échappé à tous les dangers d'une enfance orageuse, et s'être affermi pendant une heureuse adolescence, devrait jouir de la santé la plus robuste et être exempt de maladies. Il est bien vrai que l'*adulte* résiste davantage aux causes qui tendent à troubler l'harmonie de ses fonctions; mais diverses époques de cet âge sont marquées néanmoins par des dérangements qui tiennent aux modifications particulières qu'éprouvent certains organes, car rien n'est stable dans l'économie animale; une suite perpétuelle de changements et de révolutions physiques l'expose à une foule de lésions, qui diffèrent non-seulement par rapport à l'âge, mais encore relativement au sexe, au tempérament, aux professions, aux habitudes, aux climats et aux autres causes qui ont une influence plus ou moins active sur le corps de l'homme. L'*âge adulte* commençant chez celui-ci à vingt-cinq ans et chez la femme à vingt-un, les poumons sont encore le siége d'un travail qui dure jusque vers trente-cinq ou trente-six ans; c'est ce qui explique pourquoi cette première partie de l'âge adulte a tant de de propension à la phthisie pulmonaire; une fois franchie, cette époque est suivie de la prédominance du foie et du système veineux abdominal, qui paraît déterminer spécialement l'hépatite aiguë et chronique, surtout la dernière; l'ictère, le cholera, les calculs biliaires, le mélæna, la mélancolie, l'hypocondrie, les hémorroïdes, les varices, l'hématurie; c'est à cette même époque que paraissent ordinairement les anévrismes et que commencent à se déveloper les névralgies et certaines maladies héréditaires : les dartres, la goutte, le rhumatisme, et en outre tous les désordres que les nombreuses affections morales sont susceptibles d'engendrer. Enfin, vers l'âge de retour, arrive l'apoplexie, les diverses espèces d'hydropisie, le scorbut, l'asthme, les calculs urinaires, une foule de maladies dont les unes sont légères et purement sympatiques, et les autres dégénèrent en vices organiques les plus graves : tels sont les engorgements squirreux, les cancers, etc.

Vieillesse.

N'a-t-on pas lieu d'être effrayé de la prodigieuse quantité de maux auxquels l'homme est en butte depuis le moment de sa naissance? et nous ne les avons pas tous énumérés ! il en est encore beaucoup d'autres qui s'apprêtent à assaillir le frêle vieillard. Cependant on voit des êtres privilégiés qui, doués d'une heureuse constitution, franchissent les âges sans obstacles, ou en triomphant de ceux qui se présentent ; mais l'époque n'est pas éloignée où, après avoir résisté à tant d'épreuves plus ou moins dangereuses, la machine subira, malgré sa vigueur, l'influence destructive du temps, et où elle aura à combattre toute la cohorte des infirmités qui menacent la débile et froide *vieillesse.*

Ce dernier âge de la vie, relativement aux phénomènes qui le caractérisent, se divise en *trois degrés :* dans le *premier*, qui s'étend de soixante à soixante-dix ans, souvent l'homme jouit encore d'une santé assez ferme et de l'intégrité de ses facultés intellectuelles; mais il commence à sentir le prélude de quelque infirmité. Dans le *second* degré, qui va jusqu'à quatre-vingts ou quatre-vingt-trois ans, les forces physiques s'affaiblissent et ne se réparent point, les dents tombent, la voix change, la plupart des fonctions languissent, les maux divers qu'a préparés l'état précédent se prononcent davantage et assiégent à la fois le vieillard dont l'intellect a déja perdu aussi une partie de sa force. Enfin la décrépitude forme le *troisième* et dernier degré, dans lequel on observe la dégradation progressive des organes, l'obscurcissement de la vue, la dureté de l'ouïe, l'insensibilité, l'indifférence, l'égarement de la raison, l'imbécillité, l'état d'enfance, jusqu'à ce que le corps humain, à moitié désorganisé, privé de la plupart de ses facultés, jouet d'infirmités nombreuses, arrive au terme fatal et succombe, avec plus ou moins de calme, sous l'effort des diverses causes réunies pour sa destruction.

Mais ces trois nuances de la vieillesse ne

sont point constantes : souvent elles n'existent point, ou elles se confondent dans l'espace d'un petit nombre d'années; d'autres fois elles dépassent le terme ordinaire, et se prolongent indéfiniment chez certains individus heureusement constitués; en général, elles reçoivent dans leur durée des modifications dépendantes d'une foule de causes qu'il serait trop long de détailler ici, et qui expliquent pourquoi l'on observe, par exemple, des individus décrépits avant soixante ans, et d'autres qui ne le deviennent qu'après quatre-vingt-dix.

Abstraction faite des causes accidentelles qui peuvent abréger l'existence, la longueur de la vie est presque toujours proportionnelle à la quantité qu'on a reçue et à celle qu'on a dépensée; elle est surtout en rapport avec la durée de l'accroissement du corps. Ainsi, plus les périodes seront lentes, plus le cercle de la vie s'étendra.

L'expérience a fait connaître que l'homme, plus encore que les mammifères, pouvait vivre six à sept fois le temps qu'il mettait à s'accroître jusqu'à la puberté. Or, comme il devient pubère vers l'âge de quatorze ans environ, sa vie peut s'étendre jusqu'à cent ans et bien au-delà; s'il n'atteint pas souvent ce grand âge, c'est encore plus sa faute que celle de la nature, puisque ses passions, ses excès et les maladies qui en sont la suite, abrègent extrêmement ses jours.

Il existe de nombreux exemples de longévité dans notre espèce; que sert toutefois que le terme de la vie soit reculé, quand on ne peut plus goûter les douceurs de l'existence, et pourquoi boire à longs traits la lie amère du vieil âge? Il n'y a de bon que le milieu de notre carrière, encore est-il rempli des plus fortes passions et des plus pénibles travaux. Peut-être que si nous savions mieux employer notre temps, nous aurions moins de regrets de le voir s'écouler? combien de jours perdus pour le bonheur! car si nous séparons de notre existence toutes les années de sommeil ou d'indolence, toutes les infirmités de l'enfance et la caducité chagrine de la vieillesse; si nous retranchons les temps de maladies, ceux de fatigue que nous avons éprouvés, les heures perdues dans l'ennui, le désœuvrement, les soucis et toutes les douleurs de l'ame, il nous restera à peine quelques journées de plaisir. Un auteur a calculé qu'une vie moyenne produisait à peu près trois années de bonheur délayés dans soixante à quatre-vingts ans de misères ou d'insipidité.

Heureusement pour l'homme, tout est songe, illusion, ou inconséquence, en sa conduite; c'est comme un sommeil plus ou moins profond, que l'accoutumance nous rend supportable, et dont nous ne sommes désabusés, qu'à l'époque où il va cesser. Vivre, ce n'est pas végéter, traîner de longues journées dans l'apathie, c'est penser, c'est sentir, c'est agir. Tel homme de quatre-vingts ans n'a pas vécu dix années de sa vie. Que de journées perdues dans les illusions des sens, et combien d'humains ne s'éveillent qu'à l'heure de la mort!

Tant que nous proportionnons nos besoins et nos désirs à la sphère de nos moyens et de nos facultés, nous pouvons vivre heureusement et longuement; mais lorsque, sortant de notre condition, nous voulons nous étendre par delà nos véritables bornes, nous sommes infortunés, parce que nous sentons toute notre impuissance et le joug inflexible de la nécessité : tel berger vit content toute sa vie, qui serait inconsolable s'il avait été roi. Dans un état au-dessous de la médiocrité, on peut jouir de ce bonheur qui prolonge la santé et la vie plus que chez les enfants des rois, par cette bienfaisante habitude qui nous fait trouver la félicité dans nous-même, en quelque circonstances que nous ait placé la fortune.

Ainsi, un homme très-malheureux trouvera les moindres plaisirs extrêmement vifs, tandis qu'un homme constamment heureux n'en sera pas seulement effleuré. Tel mourant de faim trouve une volupté inexprimable à dévorer un aliment grossier, tandis qu'un gastronome, rassasié de bonne chère, ne rencontre partout que dégoût. Pour le premier, la vie paraîtra très-courte, en raison de ses désirs et de ses plaisirs; pour le second, elle semblera fort longue, par la satiété et l'ennui dont elle aura été accompagnée.

On sait fort bien que l'art *macrobiotique*, ou de prolonger la vie, consiste dans l'*abstinence de tous les excès*, *même de ceux du bien*, puisque la santé, le plus précieux des dons, et sans lequel on ne saurait jouir de tous les autres, est même dangereuse par son excès, ainsi que l'extrême embonpoint. Cependant, emporté par la fougue des plaisirs, l'homme s'écrie : *que l'existence soit courte, pourvu qu'elle soit bonne; vivons aujourd'hui, nous mourrons demain.* Mais hélas! quand la mort approche, on le voit gémir sur le passé, et maudir dans l'excès des souffrances, les excès des plaisirs.

L'unique source de toute longévité ne saurait donc être que la modération et l'égalité du physique comme du moral; ainsi l'a dit Hippocrate : tempérance, médiocrité en nourriture, en travaux, en plaisirs, en repos, voilà l'unique voie de conservation et d'équilibre. Le milieu est le chemin de la santé, comme celui de la vertu.

Il est donc nécessaire de ne point s'en écarter si l'on veut vivre long-temps.

Les machines les mieux organisées, une bonne horloge, par exemple, durant plus longuement que les autres, il est naturel de croire que les individus les mieux constitués obtiennent un plus grand nombre d'années? Cependant il en est rarement ainsi.

On se fie à sa force, on ne se ménage nullement sur ses passions, et dans la présomption de sa vigueur, on s'abandonne souvent aux excès les plus ruineux : de là, tant de jeunes gens succombent aux plus terribles maladies, à la fleur de leurs années, tandis que des êtres débiles, des femmes délicates, qui fuient avec grand soin toutes les choses qui dérangent le moins du monde leur petite santé, parviennent paisiblement aux plus grands âges.

De là, l'opinion qu'il est très-avantageux, pour vivre long-temps, de posséder une constitution faible, qui rende la sagesse nécessaire (puisque la raison humaine est toujours si impuissante contre l'impétuosité des passions chez les êtres robustes).

On dit que vivre médicalement, est misérablement vivre, mais on se garantit cependant, par ce moyen, des grandes maladies. Il n'est nullement rare de voir ces êtres frêles, comme Voltaire, ces femmelettes toujours plaintives et dolentes, arriver d'incommodités en incommodités, et de migraines en maux de nerfs, à quatre-vingts ans et plus.

Pascal trouvait l'état de perfection du chrétien surtout dans la maladie, dans cette existence traînante et valétudinaire, toujours en présence de la mort, comme d'un maître redoutable, qui, la verge à la main, gourmande nos folies et nous châtie rudement des moindres fautes et des plus légères transgressions.

Si la constitution robuste ne suffit pas pour vivre long-temps, on a remarqué qu'il n'en était pas de même lorsqu'on naissait de parents vivaces eux-mêmes.

Ces individus vivaces se distinguent ordinairement par leur corps musculo-fibreux, avec une peau solide ou compacte; ils n'ont ni un gros ventre, ni des formes trop proéminentes, mais une poitrine large, dans laquelle les poumons et le cœur jouent à l'aise; leurs membres sont fermes; ils conservent de bonnes ou fortes dents; ils ont des yeux vifs, des veines larges ou grosses, et sont généralement plutôt maigres et fibreux, que gros ou spongieux dans leur chaire. En effet, les personnes naturellement fort grasses ne jouissent pas d'une longue vie.

La longévité se transmet donc aussi bien

que le tempérament et les maladies héréditaires, par la génération. Il y a pareillement des familles de centenaires, tandis que plusieurs autres ont la vie fort courte, comme les Turgot, qui ne passaient pas la cinquantaine. Au contraire, dans la famille de Thomas Parr, on avait observé quatre générations d'hommes de cent-douze ans à cent-vingt-quatre ans; on en cite de semblables en Pologne, en Angleterre, en Suisse.

Joseph Surrington, mort en 1797, en Norvège, à l'âge de cent-soixante ans, laissa un fils âgé de cent-trois ans. Les familles des Sébiz, des Plater, des Falconet, des Cassini ne furent pas moins renommées par la longue vie de ceux qui en sont sortis, que par les savants hommes qu'elles ont produits.

Il ne serait pas sans intérêt de dresser des tables de mortalité et de probabilité d'existence, en chaque climat et à différents siècles, afin que leur comparaison pût, dans la suite des temps, indiquer quels sont les conditions et les régimes les plus favorables à la longévité.

Hippocrate cite des peuples plus sains et plus vivaces que d'autres, à cause de l'air pur qu'ils respirent dans leur climat; et Pline fait mention pareillement de nations *macrobies*, telles que les Indiens, Asiatiques méridionaux, les Éthiopiens, etc., quoique les climats chauds précipitent la vie. Mais depuis les âges historiques qui ont succédé aux temps fabuleux, la vie humaine ordinaire semble avoir toujours été évaluée de soixante-dix à quatre-vingts ans, en général pour toute la terre. Ainsi, du temps de David les plus vigoureux seuls d'entre les hommes, de même qu'aujourd'hui, devenaient octogénaires.

Sous le règne de Vespasien, l'an 76 de l'ère de J.-C., le recensement mémorable fait en Italie des habitants des contrées situées entre les Apennins et le Pô, nous donne une idée fort exacte de l'âge auquel on arrivait alors. On trouva cent-vingt-quatre homme de l'âge de cent ans et au-delà, savoir : de cent ans, cinquante-quatre; de cent-dix ans, cinquante-sept; de cent-vingt-cinq, deux hommes; de cent-trente, quatre hommes; de cent-trente-cinq, à trente-sept, aussi quatre hommes; de cent-quarante, trois individus; en outre, plusieurs villes offrirent des exemples de ces âges extraordinaires : à Parme, trois hommes de cent-vingt ans; à Vimini, un homme atteignant cent-cinquante ans; et à Faenza, une femme de cent-trente-deux ans.

La population de cette même contrée n'est peut-être pas très-différente aujourd'hui de celle d'alors, et le climat ne paraît point avoir changé sensiblement, mais il serait peut-être difficile d'y trouver un pareil nombre de centenaires aussi avancés. Le régime des anciens était-il plus sobre ou plus naturel que le nôtre? D'après les recherches de Kerseboom et de Struyck en Hollande, on voit que la longévité y est moins grande, en général, à cause de l'humidité prédominante, qu'en d'autres régions circonvoisines d'Allemagne, suivant Sussmilch, et qu'en Angleterre ou en France, car il y meurt une personne sur vingt-quatre par an. Mais sans rappeler tous les immenses calculs faits en diverses contrées, nous nous bornerons aux résultats les mieux constatés et les plus récents. Sussmilch trouvait que, sur mille personnes, une seule arrivait à quatre-vingt-dix-sept ans, et qu'il en fallait mille quatre cents pour qu'on y rencontrât un centenaire. A Londres, sur vingt-un mille morts environ, chaque année, pendant le siècle dernier, on trouvait de deux à six centenaires. A Paris, sur vingt-un mille trois-cent-quatre-vingt-deux décès, en 1817, il se trouvait neuf personnes de quatre-vingt-quinze à cent ans; il n'en parut que deux sur dix-neuf mille huit-cents, l'année 1816; et six sur vingt-un-mille-cinq-cent-quarante-neuf, en 1815 : Ce n'est pas un centenaire sur trois-mille. Il est très-remarquable que, parmi ces grânds âges, les femmes y soient presque toujours deux à trois fois plus fréquentes que les hommes, cela dépend peut-être de ce qu'elles ont une existence plus ménagée.

Il y a moins de centenaires dans les pays de hautes montagnes, comme en Suisse, ou se trouvent pourtant beaucoup de vieillards moins avancés en âge; mais l'air trop vif y fait succomber les plus âgés par des maladies de poitrine.

Sur cent personnes, six seulement passent l'âge de soixante ans. D'après la comparaison de plusieurs tables de mortalité de Dupré-de-Saint-Maur, dans les villages de la Bourgogne, on voit que le quart des enfants d'un an périt avant l'âge de cinq années révolues, le tiers avant dix ans révolus, la moitié avant trente-cinq ans révolus, les deux tiers avant cinquante-deux ans révolus, et les trois quarts avant soixante-un ans révolus. A Paris, où il naît à peu près chaque année vingt mille enfants, la moitié de ce nombre seulement parvient à vingt ans, et un tiers à peine, ou six mille huit cents, atteignent l'âge de quarante-cinq ans. Il périt près du quart des enfants pendant la première année, en comptant l'effet de la petite vérole et les enfants trouvés qui succombent dans les hôpitaux; il n'en parvient pas un tiers à l'âge de deux ans; toutefois, cette mortalité effrayante diminue aujourd'hui, tant par les bienfaits de la vaccine, que par les soins donnés actuellement par les administrateurs des établissements de charité.

Dans les campagnes et les petites villes, où l'existence court moins de risques, la vie moyenne d'un enfant d'un an est de trente-trois ans, car il peut espérer raisonnablement d'atteindre cet âge; à vingt et un ans le jeune homme peut, à peu près, compter sur la même durée de trente-trois ans; à soixante-six ans, un homme a tout autant de chance de vie et de mort que l'enfant qui vient de naître; de même, dit Buffon, un homme âgé de cinquante un ans, ayant encore seize années d'espérance, il y a deux à parier contre un que son fils, qui vient de naître, ne lui survivra pas; il y a trois contre un pour un homme de trente-six ans, et quatre contre un pour un homme de vingt-deux ans, un père de cet âge pouvant espérer avec autant de fondement trente-deux ans de vie pour lui, que huit pour son fils nouveau né. Certains âges compromettent davantage l'existence que d'autres. Ainsi, les révolutions qu'éprouve le corps dans son accroissement ou ses périodes, le mettent souvent en danger de périr: par exemple, l'âge de la première dentition, fatale à tous les mammifères (les chiens, les chats, les lions mêmes, dont il périt plus d'un quart), l'est aussi à l'enfance de l'homme vers deux ans, la seconde dentition à sept ans, la puberté entre douze à quinze ans pour les fille et les garçons; l'éruption de la barbe et la formation complète du corps vers vingt-un ans; l'âge de la force, de vingt-huit à trente-cinq ans, est comme la période précédente, un temps sujet aux affections aigües, soit du poumon, soit d'autres organes; enfin, le commencement de la décroissance vers quarante-deux ans; toutes ces époques offrent plus de chances de maladies et de morts que les autres années, parce qu'elles sont celles des changements qui s'opèrent avec plus ou moins de secousses dans l'économie animale. Ces faits ont sans doute, donné lieu aux anciens de fonder la théorie de leurs années *climatériques*.

Plusieurs auteurs célèbres ont écrit sur l'*année climatérique*, et ont prétendu qu'il se fait dans le corps une altération considérable qui conduit à des maladies, ou à la mort, lorsqu'on est arrivé à un certain âge.

Le mot *climatérique* est dérivé du grec, et signifie *degré* ou *échelle*, parce qu'on monte de sept en sept, ou de neuf en neuf ans, pour arriver à l'année qui s'appelle climatérique. Ainsi la première année climatérique de la vie de l'homme est, selon quelques-uns, la septième; savoir : 7, 14, 21, 28, 35, 42, 49, 56, 63, 70, 84; mais les années 63, et 84 sont nommées grandes climatériques, parce qu'on croit que le danger de mort y est beaucoup plus grand.

Selon d'autres auteurs, l'année climatérique se compte de neuf en neuf; « C'est pour cela, » disent-ils, que la soixante-troisième et la » quatre-vingt-unième sont les plus dangé- » reuses, parce que dans l'une le nombre sept, » et dans l'autre le nombre neuf se trouvent » neuf fois. »

Il est étonnant que de grands hommes comme Platon, Cicéron, Macrobe, Aulugelle, Saumaise, Boëce, et tant d'autres, aient eu foi à ces sortes d'influences.

Brown, dans ses *Erreurs populaires*, prouve assez bien que la crainte des années climatériques est tout-à fait chimérique. Les observations faites sur les âges auxquels sont mortes un très-grand nombre de personnes, démontrent évidemment que de trois cents individus, dont cent seront parvenus au commencement de la soixante-deuxième année de leur âge, cent au commencement de la soixante-troisième, et enfin le même nombre au commencement de la soixante-quatrième, le nombre de ceux qui mourront dans l'espace d'un an sera moindre dans la première centaine, et plus grand dans la dernière.

Ces observations font donc voir qu'il n'y a d'autre fatalité dans le nombre des années, que la grandeur de ce nombre ; de sorte que la cinquantième année est plus fatale que la quarante-neuvième, la quatre-vingt-deuxième plus fatale que la quatre-vingt-unième, et ainsi des autres, jusqu'à ce qu'à force d'avoir vécu on finisse par mourir.

Sans suivre le calcul des années climatériques, il est d'observation qu'à dix ans on peut espérer plus de quarante ans de vie; à vingt ans, plus de trente-cinq; à trente ans, vingt-neuf ans environ ; à cinquante ans, on à près de dix-sept ans d'espérance probable; à soixante ans, on peut espérer onze ans et quelques mois; à soixante-dix ans, on peut avoir encore près de sept ans à vivre; à soixante-quinze ans, restent plus de quatre ans et demi d'espérance ; à quatre-vingts années, l'homme sain peut avoir encore le jour pendant trois ans sept à huit mois ; et enfin à quatre-vingt-cinq années, trois de plus. Ainsi l'homme ne marche point à la mort à pas égaux, il n'y arrive pour ainsi dire qu'en franchissant des barrières, où souvent il est arrêté.

Comme il est quelques individus qui semblent avoir fait exception à la loi générale en allant au-delà de cent ans d'existence, nous allons donner une liste de ces longévités extraordinaires :

Marguerite Forster, âgée de cent trente-six ans, du comté de Cumberland, morte l'an 1771.

Marguerite Patten, morte à cent trente huit ans, à Lockneugh, bourg d'Angleterre.

James Laurence, mort à cent quarante ans, en Écosse.

La comtesse de Desmond, morte à cent quarante ans, en Irlande.

James Sands, âgé de cent quarante ans, dans le Staffordshire.

A. Goldsmith, âgé de cent quarante ans, mort en France, au mois de juin, 1776.

Simon Sack, âgé de cent quarante-un ans, à Trionia, mort le 30 mai 1764.

La comtesse Ecleston, âgée de cent quarante-trois ans, en Irlande, morte l'an 1691.

Jean Effingham, âgé de cent-quarante-quatre ans, dans le comté de Cournouailles, mort l'an 1757.

Evan-Williams, âgé de cent-quarante-cinq ans, à Carmarthen (sa mort fut annoncée le 12 octobre 1782, dans le *General Gazetter*).

Christ. J. Drakenberg, âgé de cent-quarante-six ans, en Norwerge, mort le 24 juin 1770.

Le colonel Thomas Winslow, mort à cent-quarante-six ans en Irlande, le 26 août 1176.

Francis Consist , âgé de cent-cinquante-ans, dans le Yorkshire, mort en janvier 1768.

Thomas Parre, âgé de cent-cinquante-deux ans, né dans le Spropshire, mort le 14 novembre 1635, fut disséqué par le célèbre Harvey, le même anatomiste qui découvrit la circulation du sang.

James Bowels, âgé de cent-cinquante-deux ans, né à Killingworth, mort le 15 juin 1656.

Joseph Surrington, âgé de cent-soixante ans, mort en Norvège près de Bergen, en 1797. Il laissa un fils aîné de cent-trois ans.

Henri Jenkins, âgé de cent-soixante-neuf ans, dans le Yorkshire, mort le 8 décembre

1670. Robinson lui donne même cent-soixante-dix ans; mais Hill, lui accorde seulement cent-cinquante-sept-ans.

Enfin, la négresse Louisa Truxo, du Tucuman, dans l'Amérique méridionale, mourut âgée, dit-on, de cent soixante-quinze ans, comme l'annonce le *London Chronicle*, du 5 octobre 1780. C'est un des plus forts exemples d'une longue vie chez les femmes, surtout dans un climat chaud et précoce.

Beaucoup plus de femmes arrivent à un âge octogénaire ou nonagénaire, que les hommes, et cependant la plus extrême longévité paraît réservée à ces derniers; on trouve néanmoins des femmes centenaires, telle que celle de Faenza, citée par Pline, comme étant âgée de de cent-trente-deux ans, et une autre de cent-trente-sept ans, à Rimini; telles furent Junie, femme de Cassius et sœur de Marcus-Brutus; Livie, femme d'Auguste, Térentia; épouse de Cicéron, Clodia, Luceia, Galéria, etc., chez les anciens romains.

Dans nos temps modernes, on cite Éléonore Spicer, morte en 1773, en Virginie, à cent-vingt-un ans. Marguerite Bonnefaut, à cent quatorze ans; en France, Rosine Lwiwarawska, à cent treize ans; Marie Cocu, à cent douze, et une foule d'autres.

La plupart des hommes qui sont parvenus à un grand âge, ont mené une vie active, ainsi le norvégien Drakenberg avait été voyageur, soldat, et esclave en Barbarie. Le sieur de La-Haye, qui mourut âgé de cent vingt ans, avait parcouru à pied les Indes, la Chine, la Perse et l'Égypte; il n'était devenu parfaitement pubère, dit-on, qu'à cinquante ans, et marié à soixante-dix, il avait eu cinq enfants. Jean Bayles, mort à cent trente ans, était un pauvre marchand de boutons; Henri Jenkins, qui véçut six ans de moins que l'écriture n'en donne à Abraham, était un misérable pêcheur qui traversait encore à cent ans les rivières à la nage; on l'appela un jour en témoignage pour un fait passé depuis cent quarante ans, et il comparut avec ses deux fils, dont l'un avait cent deux ans, l'autre cent ans; on voit encore dans l'église de Boston, près de Richemont, dans l'Yorkshire, son épitaphe, posée en 1670, époque de sa mort.

On a remarqué encore que les fous, les imbéciles, ou du moins ceux qui vivent sans soucis, et dont le caractère ne prend aucune inquiétude, poussaient plus avant leur carrières que les autres hommes; de là vient qu'en général les personnes gaies, comme les sanguins, passent pour vivaces. Des hommes célèbres, même par leur esprit ou leurs connaissances, ont dû une très-longue vie à cette absence de chagrins, à ces habitudes toujours joviales. Guillaume Postel, homme très-érudit, mais dont l'esprit était un peu aliéné, vécut plus d'un siècle; l'enjoué Fontenelle, Duverney, savant anatomiste, le célèbre président de la société royale de Londres, Hans-Floane, les médecins suisses Plater, père et fils, Mairan, le président Hénault, Pont de Veyle, l'espagnol Moralès, Scipion, Maffey, mademoiselle Scudéri, Crébillon, l'anatomsite Tenon, etc., vécurent longuement. Ils eurent un caractère assez gai, ou du moins toujours égal, porté aux affections douces et agréables.

De là résulte que la vie philosophique prolonge souvent la durée de l'existence, et que celle-ci n'est nullement incompatible avec les travaux de l'esprit, quand ils ne sont pas excessifs; ainsi Numa, Solon, Sophocle, Pindare, Anacréon, Xénophon, Philolaüs, devinrent octogénaires. Platon mourut à quatre-vingt-un ans; Protogoras d'Abdère, Diogène le cinique, à quatre-vingt-dix; Zénon Cittien, Isocratte, à quatre-vingt-dix-huit; le grammairien Orbilius, du temps de Cicéron à cent; Hippocrate, à cent-quatre; Xénophane, à cent-deux; Démocrite, à cent-neuf ans, et Gorgias, à cent-huit; Épiménide, à cent-cinquante-sept, si l'on en croit l'histoire qui prétend aussi que ce philosophe dormit pendant cinquante-sept ans dans une caverne (c'est-à-dire, se retira du monde). Moïse vécut cent-vingt ans. Tous furent des hommes d'un esprit élevé ou d'une trempe ferme de caractère, de même Xénophile, philosophe pythagoricien, parvint à cent ans; Demonax, à quatre-vingt-dix-neuf. Les Brachmanes, qui mènent une existence philosophique dans l'Inde, arrivaient souvent à un siècle et demi, au rapport des anciens.

On cite pareillement, chez les arabes, de longs âges, même parmi les médecins: Ainsi, Abubeter Rhazès, mourut en 1085, à cent-vingt ans, et, au rapport d'Averrhoës, le médecin Avenzoar, vécut cent-trente ans; on avait attribué cent-quarante ans de vie à Galien, mais le P. Labbé a montré, dans sa chronologie, qu'il n'a guère passé l'âge des septuagénaires. On compte parmi d'autres savants modernes, des octogénaires assez nombreux. André Césalpin et Charles l'Écluse, botanistes, morts à quatre-vingt-quatre ans, Fabricius d'Acquapendente, à quatre-vingt-deux, et Harvey son disciple, à quatre-vingts; Louis Jungermann, à quatre-vingt-un; André Dulaurent, à quatre-vingt-sept; François Glisson, Gonthier d'Audenarch, également octogénaires.

Parmi les plus illustres modernes, il faut compter Newton et divers astronomes, Buffon, Voltaire avec plusieurs autres; cependant on doit avouer que beaucoup d'hommes de génie, dont le développement intellectuel, surtout s'est opéré de bonne heure, ont montré une vieillesse précoce, ou bien ont succombé à la fleur de leurs ans, comme Pascal, à trente-neuf ans, Barattier, Descartes, Montaigne, Montesquieu, etc. Aussi la plupart des centenaires cités précédemment (à l'exception des philosophes), furent des personnages d'un esprit simple et ordinaire, des paysans, des soldats, des manœuvriers, qui ne se sont jamais distingués du commun des hommes. Presque tous ont mené une vie dure, austère; exposés aux intempéries du ciel, ils ont subi un régime grossier, le plus souvent frugal, ou plutôt ont enduré la pauvreté et le besoin. C'est par des causes analogues, que les cénobites des monastères du mont Sinaï ou de la Thébaïde parviennent souvent jusqu'à cent et cent vingt ans, que des Scheicks arabes, dans leurs arides déserts, atteignent une extrême vieillesse en conservant encore un caractère de beauté noble et de la vigueur. Saint-Jean, Saint-Jérôme, Saint-Luc, qui parvinrent à un âge si avancé, le durent sans doute à leurs jeûnes, à leurs perpétuelles macérations et à leurs contemplations ascétiques, qui les détachaient des soucis terrestres. Il en fut de même de Saint-Antoine, de Saint-Paul, ermites qui moururent plus que centenaires, comme plusieurs autres pieux anachorètes, qui se traitaient d'une manière presque sauvage dans leurs austérités incroyables, au milieu des plus stériles solitudes. Ainsi, Saint-Policarpe fut martyrisé à plus de cent ans, et Siméon Cléophas, évêque de Jérusalem, à cent vingt ans. La secte des Esséniens, sorte de philosophes juifs, dont le genre de vie se rapprochait beaucoup de celui des Pythagoriciens, a fourni un grand nombre de centenaires.

Les Chartreux, les Capucins, les Moines, qui se nourrissent habituellement de poissons, qui suivent un genre de vie très-réglé, très-simple, très uniforme, végètent si longuement, qu'ils parviennent enfin à une carrière plus avancée que tous les autres. Un individu qui n'avait vécu que de lait, atteignit ainsi cent vingt ans. Ce sont des exemples de plus à joindre à celui de Cornaro, dont la diète perpétuelle et les soins minutieux pour se garantir de toute incomodité attestent que les individus délicats peuvent par ce moyen, fournir une longue carrière; sur la fin de sa vie, il faisait trois repas d'un jaune d'œuf, tant il ménageait ses facultés digestives. Aussi Cheyne recommande, pour régime propre aux vieillards caducs, des aliments liquides et de facile digestion. On sait que des odeurs nourrissantes peuvent même soutenir pendant quelque temps, comme Démocrite qui vécut trois jours de la vapeur des pains chauds.

Puisque tout ce qui solidifie ou raffermit l'organisation, la fait persévérer plus long-temps, l'air sec, un sol élevé et aride offriront donc des conditions avantageuses pour la longévité. Aussi voyons nous les contrées exhaussées ou montueuses et sèches, les terrains exposés à un air vif et venteux, conserver un plus grand nombre de centenaires et de vieillards, que ces régions marécageuses, basses et couvertes d'épais brouillards, telle que la Hollande, le Mantouan, etc., de même, les saisons où les temps humides sont, en général, très-mal sains, comme l'automne pluvieuse; au contraire, les montagnes scabreuses de la Suisse, des Alpes, du Dauphiné, de l'Auvergne de la Savoie, du Tyrol, de la Ligurie, des Apennins, présentent des hommes durs et actifs, comme ceux des Pyrénées et des Sierras de l'Espagne. De même, les iles Tercères, les Canaries montagneuses n'offrent pas des sites moins sains que les monts de Syrie, ces sommets de l'atlas, ces rochers arides de l'Éthiopie et de l'Abissinie, où l'on trouva, dans tous les siècles, tant de vieillards macrobies, ou subsistant pendant de si longs jours. La Gaule narbonnaise doit sa réputation de salubrité à l'air serein et vif qui la balaye des exhalaisons humides ; il en est ainsi de plusieurs régions du Nouveau-Monde, tels que les plateaux de Quito au-delà de la chaîne des cordilières et des Andes. Mais si les lieux secs et venteux sont si salutaires, même sous les zônes ardentes et l'équateur, dont la chaleur rend la vie plus active et plus précoce, ils le seront avec plus d'avantage encore sous des climats plus froids, puisque la froidure elle-même, contribuant à ralentir nos fonctions organiques, retarde et la puberté et la vieillesse. Ainsi tel arbre qui ne serait pas encore vieilli à l'âge de deux cents ans dans nos climats, parce qu'il se repose ou interrompt sa végétation chaque hiver, est déjà épuisé à cent cinquante ans, sous un ciel plus ardent, qui stimule sa végétation sans relâche.

Aussi les lieux montagneux du nord de l'Europe et de l'Asie, semblent être la patrie de la longévité. On remarque que presque tous les Islandais arrivent à une extrême vieillesse, de même que les Finlandais. Les gazettes de 1803, de 1805 et 1807, ont cité de nombreux exemples de vieillards, de cent vingt-cinq, de cent trente, de cent trente-cinq, de cent quarante, de cent quarante-cinq, et même de cent cinquante ans dans la Russie.

Les îles Orcades, les Hébrides, la Norvège, présentent beaucoup de ces âges extraordinaires, observés depuis long-temps par les historiens de ces contrées; les Écossais, les Anglais sont plus vivaces que les Français et les Italiens; il en est de même de la montagneuse Bohême, à l'égard des plaines plus basses ou plus méridionales d'Allemagne. Le Caucase, l'Immaüs, le plateau du Tibet, de la grande Tartarie, nourrissent aussi des peuples durs, exercés aux fatigues et à la sobriété, vivant à l'air froid et conservant longuement leur vigueur par le régime, dont la nature leur impose la nécessité. Joseph Acerbi a vu, en Laponie, une femme de cent vingt ans.

Sur la masse du genre humain, s'il est peu d'individus qui arrivent à cent ans et plus, du moins est-il vrai que quelques-uns y parviennent, et cet espoir, qùe tous peuvent avoir, est au moins un dédommagement pour ceux qui n'y arriveront pas.

Laissons-nous donc conduire à la bonne nature et aux simples goûts qu'elle inspire, autant que le comportent les choses humaines et nos conventions sociales. En écartant de nous toutes les passions ardentes, la colère et surtout la haine, l'envie, la jalousie, les vengeances, nous passerons de plus durables et de plus heureux jours.

La modicité des biens, le doux loisir, une vie tempérante et active, et, ce qui l'embellit sans cesse de nouveaux charmes, la paix de l'ame, un cœur noble et généreux, de vrais amis, dont la société s'acquiert par un caractère bienfaisant : voilà des biens inestimables et les plus conformes à notre condition mortelle, les plus capables de prolonger notre course. Il est rare, quoi qu'on dise, que le méchant subsiste long-temps, car il ne saurait être aimé, ni par conséquent heureux en ce monde, où la nature a voulu que nous ayons besoin du secours les uns des autres. Heureux celui qui coule de douces journées au sein de ses devoirs, de sa famille, qui fait le bien, vit content de peu, mais dans l'indépendance; car quelle chaîne ne devient pesante à porter? De longues années attendent l'homme libre et satisfait de son sort, et sa carrière est une suite non interrompue de félicité.

CHAPITRE XVI.

DE LA MORT.

L'homme sait il est vrai qu'il est né pour mourir,
Mais, lorsqu'à son esprit cet arrêt vient s'offrir,
D'un avenir heureux son ame possédée,
Joint un espoir flatteur à cette affreuse idée.
Un nuage éternel lui dérobant le jour
Où la mort doit venir l'enlever sans retour,
Cet objet menaçant est d'autant moins terrible
Qu'éloigné de nos yeux, il est presque invisible;
De concert avec nous, habile à se cacher,
Il approche toujours, sans paraître approcher.

POPE.

PARVENU à l'extrême vieillesse, l'homme n'a plus que la *Mort* à attendre : c'est le dernier terme de son existence physiologique.

En vain les secours de l'art tâchent d'en reculer l'instant; mais ni la puissance, ni la fortune ne peuvent l'arrêter, et la mort est le moment où la nature prouve le mieux l'égalité des hommes.

La mort naturelle est donc un résultat nécessaire de la nature des êtres vivants; chaque année enlève au vieillard quelqu'un de ses rapports avec ses semblables; il meurt en détail : la chûte des cheveux qui blanchissent, l'affaiblissement de plus en plus considérable de l'imagination, de la mémoire, du jugement, surtout des sensations; le dépérissement rapide du corps, la débilité des muscles, la difficulté, la lenteur des mouvements, l'extinction de la voix, avertissent l'homme avancé en âge de se préparer à subir l'arrêt commun à tous les êtres vivants. Ses yeux distinguent à peine les objets ; son oreille reçoit faiblement les rayons sonores ; son odorat est émoussé; il est privé presque entièrement du toucher et du tact; cependant le goût se soutient encore avec quelque énergie, tandis que l'appareil digestif conserve une activité très-supérieure à celle des autres fonctions ; il vit en lui-même, son existence est tout intérieure. Sans désirs, désabusé de toutes les illusions, étranger à toutes les impressions vives, le vieillard s'isole de plus en plus des hommes, il cherche le repos ; ses membres roidis ne lui obéissent qu'avec une extrême difficulté; tous ces organes privés de plus en plus de leur chaleur, lui rendent nécessaire et chéri le feu de son foyer. Dans cet état, la vie lui est chère encore ! cependant les organes les plus essentiels à la vie, ceux qui, par leurs fonctions, sont placés au premier rang dans l'économie animale, le cerveau, le cœur, le poumon, perdent chaque jour une partie de leur énergie. Tandis que tous les sens se sont éteints successivement, tandis qu'une matière terreuse a solidifié presque toutes les parties molles, surtout les parois des artères, les poumons éprouvent progressivement plus de difficulté à recevoir et à décomposer l'air, ils cessent enfin tout-à-fait de remplir leurs fonctions, et après une forte et dernière expiration, le vieillard cesse de vivre; alors les lèvres pâlissent, la cornée transparente de l'œil devient terne, les extrémités se refroidissent, et, petit à petit, tout le corps devient froid, cependant avec lenteur, car un cadavre conserve encore de la chaleur six à sept heures après la mort.

Lorsque le corps est entièrement refroidi,

il devient roide; la peau commence à changer de couleur, et la dégénérescence putride s'empare du cadavre.

Les stoïciens affectaient de mépriser la mort; mais les précautions philosophiques qu'ils recommandaient augmentaient encore la crainte qu'elle inspire. Cette crainte est un sentiment naturel à l'homme : aux approches de sa destruction il éprouve un effroi dont le philosophe ne saurait se rendre maître, et que la religion seule sait affaiblir et vaincre. Un guerrier qui brave mille morts dans les combats, tremble dans un hôpital à l'aspect du chirurgien et de la tombe, où le conduit une maladie incurable, il n'est plus soutenu par l'amour de la gloire, et la nature reprend toute sa force. Un philosophe qui, pendant une longue vie, a médité sur la mort et appris à ne la point craindre, lorsqu'il arrive sur le bord du tombeau, ne peut se défendre du sentiment commun à tous les êtres : il voit avec effroi approcher l'heure de mourir, et il demande en vain à la philosophie cette fermeté d'ame qu'elle lui promettait.

Cependant des ames fortes ont vu sans terreur la mort s'approcher : de grands rois, de grands capitaines se sont illustrés par une mort admirable ; des hommes vertueux condamnés au dernier supplice, ont marché à l'échafaud avec un courage que leurs bourreaux n'avaient pas.

On ne peut fixer rigoureusement l'époque à laquelle survient la mort naturelle ; le genre de vie contribue beaucoup à abréger ou à prolonger la vie. La plupart des individus qui sont morts dans un âge très-avancé s'étaient livrés continuellement à des travaux pénibles. La nature du climat, les passions retardent ou accélèrent le moment de la mort ; certaines races humaines ont en général une vie courte : les Nègres, les Hottentots vivent moins longtemps que les Européens.

L'état de l'homme en naissant ne peut servir qu'à établir des probabilités plus ou moius fondées sur la durée de sa vie : tel individu qui vient au jour mourant, et qui traîne dans les douleurs une existence débile, ne meurt cependant que dans un âge très-avancé. C'est le régime, c'est l'emploi bien entendu des règles hygiéniques qui éloignent l'époque de la mort naturelle. Pour vivre long-temps, disait Fontenelle, il faut avoir un *bon estomac* et un *mauvais cœur*.

Mourir est pour les êtres vivants une loi générale de l'univers, et les végétaux y sont soumis comme les animaux et l'homme. Telle plante dans la même année naît, se développe, porte des fruits et meurt; telle autre, après avoir éprouvé pendant l'hiver une mort apparente, renaît au printemps suivant, fleurit encore, et lorsque son fruit est parvenu à sa dernière maturité, perd son feuillage qui d'abord a jauni, se dessèche et meurt enfin pour jamais; mais les grands végétaux résistent long-temps aux causes qui tendent à les détruire; ils vivent plus long-temps que les animaux, ils paraissent immortels, et cependant à l'époque où la couche qui se développe chaque année cesse de se produire, lorsque la végétation s'affaiblit dans ce colosse, plusieurs branches ne produisent qu'un petit nombre de bourgeons et point de fleurs; les branches voisines, les années suivantes, cessent également de porter des fruits; enfin l'arbre est mort, et l'humidité, le froid, une putréfaction lente et continuelle détachent les branches, renversent le tronc et font enfin disparaître jusqu'aux moindres vestiges de cette masse immense qui avait vécu tant de siècles.

Les animaux vivent moins que ces grands arbres qui bravent le temps et les intempéries des saisons; mais plusieurs vivent beaucoup plus long-temps que l'homme; tous meurent enfin : comme les végétaux ils sont décomposés par la putréfaction, et leurs éléments isolés vont concourir à la formation de nouveaux êtres. Tout meurt et rien n'est perdu dans la nature; plus compliqués dans leur organisation que les plantes, les animaux sont décomposés plus tôt: l'hydrogène, l'oxigène, le carbone et l'azote sont la base des substances animales; et l'azote manque à la plupart des végétales. Lorsque l'eau et l'air favorisés par une certaine température agissent sur les corps organisés, ceux-ci perdent leur forme, dégagent divers gaz et cessent enfin complètement d'exister dans un temps plus ou moins long. La mort, dans un sens général, n'existe pas en quelque sorte, si on la considère comme l'anéantissement d'un être doué de la vie ; ce corps que l'ame vient de quitter a tous ses principes constituants; ces principes vont subir de nouvelles combinaisons, et la nature vivante n'est, dans un sens rigoureux, qu'une métamorphose continuelle et variée à l'infini dans ses modes : ainsi le système de Pythagore, absurde dans l'application qu'en a faite ce grand philosophe, est fondé sur une idée première qu'on ne saurait trop admirer.

Mais par quelle cause, comment les éléments de ce corps organisé qui se décompose, vont-ils former d'autres combinaisons? l'oxigène, l'hydrogène, le carbone et l'azote, base des tissus de ce cadavre humain, se dégagent dans l'air atmosphérique, où ils formeront de nouveaux composés, ou entrent dans l'organisation de ces végétaux, qui eux-mêmes subiront des transformations nouvelles. Quelle loi préside à tous ces changements? avouons notre ignorance et admirons le pouvoir de l'artisan suprême, qui a dérobé toutes les causes premières à notre curiosité. Savons-nous ce que c'est que la vie? le scapel des anatomistes a-t-il pu découvrir le siége de l'ame? tout est mystère dans la nature, tout confond notre intelligence dans les œuvres de celui qui a tout créé.

L'homme ne finit pas toujours par la mort naturelle, souvent elle est *accidentelle*, et les causes qui la déterminent peuvent être considérées en raison des organes sur lesquels elles agissent : tantôt la mort accidentelle survient après une maladie d'une nature quelconque, et d'une longue durée, tantôt elle est produite instantanément par un grand désordre dans les fonctions vitales. Cette dernière variété est la mort *subite*, que l'on peut distinguer en celle qui est le résultat d'une altération grave, mais cachée, de l'un des organes les plus essentiels à la vie, et en celle qui suit l'action trop énergique d'un agent extérieur ou d'un stimulant interne, sur ce que l'on nomme forces vitales, principe vital, vie, pendant que tous les organes exécutaient librement leurs fonctions.

Parmi les individus qui meurent ainsi subitement, les uns jouissaient d'une santé excellente, les autres éprouvaient un malaise auquel il attachaient d'ailleurs fort peu d'importance ; ceux-là se plaignaient d'une toux légère, de lassitudes spontanées, de vertiges, de syncopes sans causes connues; ceux-ci présentaient un visage livide, une peau décolorée, sèche, un aspect cadavéreux.

Les ouvertures des cadavres font connaître ordinairement la cause de ces morts si soudaines; mais elles n'apprennent pas l'art de les prévoir et de les empêcher.

Toutes les fois qu'une cause quelconque agit sur l'économie animale, en suspendant l'action du *cerveau*, du *cœur* ou des *poumons*, il en résulte la mort subite, si cette suspension est portée au-delà des bornes que peut supporter notre organisation.

Lorsqu'une compression directe est exercée sur le *cerveau*, les facultés intellectuelles diminuent, et sont enfin anéanties; cette expérience a été faite plusieurs fois sur des individus dont le crâne avait été détruit par la carie; mais le cerveau reprend son action par degrés aussitôt qu'on cesse de le comprimer, et tous les organes, soumis à son influence recouvrent le sentiment.

Une forte commotion éteint la vie au moment même : la mort est produite ici bien évidemment par l'anéantissement subit de l'influence nerveuse. On ne trouve point en général de déchirement dans l'intérieur du crâne des individus qui ont péri par ce genre de mort.

L'apoplexie foudroyante donne la mort après avoir produit des symptômes très-analogues à ceux de la compression du cerveau : le malade est plongé dans un sommeil profond, on ne peut le réveiller; il ne répond pas aux questions qui lui sont adressées; sa respiration est difficile et stertoreuse; il y a suppression complète des sens, des facultés intellectuelles et de la locomotion; ses paupières sont tantôt fermées, tantôt entr'ouvertes; la pupille est dilatée, l'œil est immobile, la bouche est contournée, déformée, et la face, quelquefois dans son état naturelle, est ordinairement tuméfiée et colorée d'un rouge livide : souvent avant la mort, les battements du cœur sont très-forts; le pouls est dur, plein, accéléré; à l'ouverture de la tête, on trouve dans le crâne un épanchement séreux ou sanguin.

Les plaies du cerveau sont extrêmement dangereuses, mais ne sont pas toujours mortelles; plusieurs fois des blessés ont survécu à la perte d'une partie assez considérable du cerveau.

Des causes très-communes de mort sont les maladies organiques du *cœur*, la dégénérescence de son tissu, sa rupture, la dilatation anévrysmatique de ses parois ou des gros vaisseaux; une plaie, même peu considérable, qui altère ses fibres. Tous les obstacles mécaniques à la circulation du sang peuvent causer la mort du cœur, et consécutivement celle de tous les autres organes. Des affections vives de l'ame peuvent tuer soudainement en supprimant, en éteignant tout-à-coup l'influence nerveuse sur le cœur. Diagoras, Sophocle, Léon X, moururent de joie; un rire excessif fit périr Zeuxis et le philosophe Chrysippe. C'est également en suspendant l'action du cœur qu'un excès violent de colère, et plus souvent encore une terreur subite et forte, peuvent frapper de mort les individus qui les éprouvent.

De toutes les fonctions vitales qui s'exécutent dans l'économie animale, il n'en est pas de plus importantes que la respiration; de toutes les causes de mort, il n'en est donc pas de plus fréquentes que celles qui ôtent aux *poumons* la faculté de recevoir l'air atmosphérique. Les phénomènes de la respiration sont distingués en mécaniques et en chimiques : il est des causes qui procurent la mort en arrêtant d'abord l'un de ces deux ordres des phénomènes; mais bientôt le second est à son tour anéanti. D'autres causes les suppriment en même temps.

Lorsqu'un individu vivant a été pendu ou s'est pendu lui-même, la mort s'accompagne des phénomènes suivants : les premiers effets de la compression circulaire autour du cou sont la constriction des voies aériennes, qui ne permettent plus le passage de l'air dans l'organe pulmonaire; celle des veines du cou qui ne peuvent transmettre à la veine cave supérieure le sang dont elles sont gorgées; enfin, l'interruption de l'influence nerveuse.

Tous les phénomènes dont cette mort est précédée peuvent être rapportés à ces trois effets de la compression; ce sont : des mouvements convulsifs, l'anéantissement entier du mouvement et du sentiment; le visage est gonflé, livide; la bouche est contournée; la langue, suivant le lieu où a porté le lien, est enfoncée dans l'arrière bouche, serrée entre les dents, ou très-saillante en dehors; les yeux sont ouverts, saillants et rouges. Des pendus qui ont été rappelés à la vie ont dit, qu'au moment où la constriction s'exerça sur le cou, ils furent frappés de stupeur et d'insensibilité; ainsi, ce genre de mort est vraisemblablement peu douloureux.

Les pendus, dont la moëlle épinière n'a pas été déchirée ou comprimée, meurent vraisemblablement par la cessation de l'influence nerveuse, cessation qui produit celle des phénomènes mécaniques et vitaux de la respiration.

La mort par suffocation, reconnaît pour cause un obstacle invincible à l'introduction de l'air atmosphérique dans l'organe pulmonaire : cet obstacle a pu être l'application soutenue, pendant un certain temps, d'un corps étranger sur les orifices extérieurs des voies aériennes, si ces orifices étaient complètement bouchés; l'introduction ou la formation d'un corps étranger dans le larynx ou la trachée-artère, lorsque leur cavité est remplie par ce même corps; une compression violente et soutenue exercée sur l'abdomen et le thorax ; une compression directe exercée sur l'organe pulmonaire, soit par un épanchement de nature quelconque dans le thorax, soit par l'introduction d'une quantité d'air considérable dans cette cavité, soit par une cause qui ne permet pas aux poumons de recevoir l'air atmosphérique, par exemple, lorsque cet organe est gorgé de sang, carnifié, ou lorsque les cellules aériennes sont remplies d'un gaz qui n'est pas respirable. Dans ces nombreuses circonstances, la mort est causée vraisemblablement par la cessation de l'introduction de l'air atmosphérique dans l'organe pulmonaire ; celui-ci étant dans l'impossibilité d'exécuter ses fonctions, le cœur, le cerveau, et tous les organes cessent d'agir et de vivre.

Un individu consumé par les flammes périt plutôt par asphyxie que par les progrès de la torréfaction. Celui qui succombe sous la chaleur excessive de l'atmosphère, meurt vraisemblablement par la cessation de l'action du cœur. On a observé souvent que les individus qui perdaient la vie soudainement par l'excès de la chaleur atmosphérique, éprouvaient des syncopes dont la durée et la fréquence allaient toujours en croissant, des hémorragies, une sorte de décomposition du sang; quelquefois ils sont frappés d'apoplexie; d'autres fois atteints d'un véritable délire frénétique. L'extrême douleur donne la mort, selon beaucoup de probabilités, en anéantissant l'influence nerveuse. Lorsqu'une mort subite a été l'effet d'une passion vive, d'une affection de l'ame extrêmement forte, il y a eu anéantissement de l'action du cerveau et du cœur.

La connaissance des différents genres de mort subite importe beaucoup au médecin légiste : un individu est trouvé sans vie, son corps ne présente aucune trace de violence, comment a-t-il péri ? Sa mort a-t-elle été l'effet soudain d'une révolution qui s'est opérée spontanément dans ses organes? est-il la victime du crime ou d'un accident imprévu? telle est la question importante que doit résoudre le médecin légiste, et qu'il ne peut discuter qu'en écartant de lui toute prévention. Si quelques morts subites ont été produites par une affection vive de l'ame, d'autres fois elles auront reconnu pour cause une congestion sanguine dans le cerveau ou le poumon, la rupture d'un gros vaisseau artériel, d'un anévrisme; quelquefois un accident qui, survenu spontanément dans l'économie animale, a déterminé la mort sur-le-champ, ne laisse point de traces apparentes après lui : on interroge en vain tous les organes, aucun ne fait connaître la cause de cet événement funeste! si beaucoup de morts violentes sont accompagnées, à preuves incontestables, d'une intention criminelle, quelquefois elles ont été combinées avec une si détestable adresse que le médecin cherche en vain à les signaler. L'examen du cadavre ne lui donne aucun résultat positif, et la nature du fait doit être éclaircie par d'autres lumières. Certaines asphyxies, l'apoplexie dite nerveuse, ne sont pas plus faciles à constater sur le cadavre que certains genres de suffocation. Les individus tués par la foudre, qui cependant ne les a point touchés, périssent, et par une véritable suffocation, et par l'anéantissement subit de l'influence nerveuse.

En général, chaque cas de mort, lors même qu'elle a été accidentelle et lente, a des caractères particuliers; l'habitude extérieure du cadavre d'un phthisique, d'un individu mort d'inanition, présente des phénomènes d'un autre ordre, que ceux qui sont offerts par le cadavre d'un scorbutique, d'un pestiféré, d'un asphyxié, d'un individu qui succombe sous une inflamation violente.

Chaque genre de mort a, pour ainsi dire, sa physionomie particulière, quoique les caractères essentiels soient les mêmes, et les indices donnés par l'habitude extérieure du corps sont fortifiés par les résultats de l'autopsie cadavérique. Cette ouverture est indispensable dans tous les cas qui sont du ressort des tribunaux. Telle mort a été violente, qui n'a laissé à l'extérieur aucune preuve de sa nature; telle autre a paru préméditée, qui a été causée par un désordre intérieur inconnu jusqu'à ce jour. La tête, la poitrine, l'abdomen doivent être ouverts avec un soin scrupuleux; le médecin légiste ne se contentera pas d'un examen superficiel des organes, de leur inspection, il les disséquera, il fera une recherche minutieuse des moindres circonstances, un examen détaillé de l'état extérieur du corps, l'indication de la position dans laquelle il a été trouvé, de sa couleur, de sa température, de la roideur des muscles, de l'expression de la physionomie, de la disposition des sphincters, de l'état d'amaigrissement ou de bouffissure du corps; celles des contusions, des ecchymoses et de tous les genres de blessures que le cadavre peut présenter, et la description fidèle de ce qu'ont offert de particulier à l'intérieur et à l'extérieur la tête, la poitrine et l'abdomen. Il est des phénomènes qui sont absolument cavadériques; il en est d'autres qui n'ont pu être produits que par une violence extraordinaire faite pendant la vie. Or, comme le rapport de tous ces faits, s'il n'est pas exact, peut faire condamner un innocent ou sauver un coupable, on conçoit de quelle utilité il doit être que l'examen légal d'un cadavre soit fait avec une attention particulière, lorsqu'une mort accidentelle a terminé les jours de l'individu (1).

(1) Des écrivains dignes de foi rapportent beaucoup d'histoires de personnes qui avaient la faculté de suspendre à volonté tous les mouvements de la vie, qui restaient

Aussitôt que la vie a abandonné le corps humain, soit que la mort ait été naturelle ou accidentelle, il rentre sous l'empire des lois physiques, auxquelles obéissent tous les corps non organisés. La chimie apprend que l'altérabilité des corps est en raison directe de la multiplicité de leurs éléments, et que l'existence cadavérique d'un être organisé se pro-

---

pendant un certain temps, sans respiration, sans pouls, roides et refroidies, et qui pouvaient ensuite, d'elles-mêmes reprendre l'exercice de leurs sens. Saint-Augustin raconte, dans son livre *de civitate Dei*, qu'un prêtre appelé Restitute, de la paroisse de Calame, savait à son gré se mettre dans un état si voisin de celui de la mort, qu'il n'était sensible, ni aux piqûres, ni aux brûlures, ni à aucune des plus fortes épreuves qu'on pût faire sur son corps, et qu'il ne présentait aucun signe de respiration, aucun battement de cœur, ni pouls, en un mot, qu'il y avait chez lui suspension complète de la vie. Cette espèce de jonglerie a été commune à une époque où le fanatisme de la religion était porté au plus haut degré, et il arriva quelquefois que ceux qui la pratiquaient, finissaient par payer de leur vie les essais trop réitérés ou trop prolongés d'un état de mort apparente, qui les faisaient regarder comme des saints par la multitude, de tout temps amie de ce qui paraît tenir du merveilleux.

longe d'autant plus, que la composition est plus simple, ses principes constituants moins nombreux et moins volatils.

Pour que la *putréfaction* s'établisse dans un corps, il faut qu'il soit absolument privé de vie ; qu'il se trouve dans une température douce, c'est-à-dire, au-dessus de dix degrés du thermomètre de Réaumur ; qu'une certaine humidité puisse le pénétrer, et qu'il soit exposé au contact de l'air. Au contraire, un froid glacial ou une chaleur excessive et voisine du degré d'ébullition empêchent la putréfaction; le premier, en condensant les parties; la seconde, en leur enlevant cette humidité dont l'absolue privation explique la conservation des momies égyptiennes.

Lorsque les circonstances propres à établir la putréfaction se trouvent réunies, les matières animales se ramollissent si elles sont solides, deviennent plus tenues, si elles sont liquides, leur couleur s'altère et tire plus ou moins vers le rouge brun ou le vert foncé; leur odeur surtout prend un cacactère très-remarquable; après avoir été un instant fade, elle contracte une fétidité insupportable; une odeur ammoniacale temporaire s'y mêle bientôt et lui ôte un peu de son excessif désagrément ; mais elle persiste, en grande partie du moins, pendant presque tout le temps de la putréfaction. Les liquides se troublent et se remplissent de flocons, les parties molles se fondent et se transforment en une espèce de gelée et de putrilage ; on observe un mouvement lent, un boursouflement léger qui soulèvent la masse ; et qui sont dus à des bulles de fluides élastiques qui se dégagent en petite quantité à la fois. Outre le ramollissement général de la substance animale solide, il s'en écoule une sérosité de diverses couleurs qui va en augmentant; peu à peu toute la matière fond, le boursouflement cesse, la couleur se fonce, à la fin l'odeur devient souvent comme aromatique et se rapproche même de celle qu'on nomme *ambrosiaque*. Enfin la substance animale diminue de masse, ses éléments s'évaporent et se dissolvent, il ne reste qu'une sorte de terre grasse, visqueuse, encore fétide.

Dans la terre, les matières animales subissent une décomposition putride qui se modifie suivant le terrain : comme il y a toujours une humidité plus ou moins abondante, elles tendent au *gras* qui n'est pas de l'*adipocire*, comme le croyait Fourcroy, mais une espèce de savon ammoniacal, d'après M. Chevreul, composé de la graisse du cadavre et de l'ammoniaque qui se dégage des matières animales. Il faut à peine six semaines pour transformer en gras un cadavre dans l'eau; il faut un an ou dix-huit mois dans le sein de la terre.

La destruction des cadavres dans la terre est avancée par une circonstance dont les auteurs ne parlent pas, bien que la connaissance en soit populaire: Ce sont les vers qui s'y développent et qui, sans doute, s'en nourrissent; au bout de dix à vingt jours, et peut-être avant, il naît sur les corps ensevelis de petits vers blancs qui paraissent être les larves de la *mouche-carnière;* il est probable que ces vers proviennent de la ponte que cet animal, qui ne manque jamais d'arriver là où il sent de la chair qui tend à la putréfaction, aura faite sur le cadavre, et dont le développement a lieu ensuite.

Il y a, au surplus, une différence essentielle entre la putréfaction qui a lieu à l'air et celle qui se passe en la terre; dans le premier cas, une portion de la substance animale entière est enlevée et dissoute par l'atmosphère; les produits qui se volatilisent sont également emportés et dissous par l'air. La destruction totale et complète, sauf un léger résidu terreux que les pluies dissolvent ou vont pénétrer en terre, s'opère avec plus ou moins de rapidité, et les événements de cette composition sont très-rapprochés les uns des autres. Sous terre, au contraire, les altérations sont lentes et successives; l'air n'emporte point les produits qui se forment; tout est concentré; le résidu est considérable, et il faut vingt fois plus de temps pour achever la destruction des matières animales. On retrouve par fois des cadavres encore presque entiers au bout de quinze et vingt ans, mais ordinairement il faut six années pour que leur destruction ait lieu, sauf les os qui demandent le double de temps, au moins, pour disparaître. Au surplus, chaque partie ou tissu différent a une putréfaction qui offre quelque variété dans la durée et les phénomènes de la septicité.

La décomposition putride donne naissance à

des gaz hydrogène carboné, sulfuré et phosphoré, à de l'eau qui se dégage en vapeurs, à de l'ammoniaque, à de l'acide carbonique; ces corps s'échappent et se volatilisent; ils entraînent, combinés deux à deux, les matériaux du composé animal.

D'autres produits secondaires sont ensuite formés à des époques variées; ils diffèrent des premiers par leur fixité, et restent dans la matière en putréfaction plus ou moins longtemps; tels sont de l'acide zoonique, de l'huile, de la matière grasse, un savon ammoniacal, de l'acide acétique, parfois de l'acide nitrique formé dans cette composition, et fixé par une base terreuse ou alcaline, et enfin le terreau qui forme à peine le centième en poids comme en volume des parties qui ont subi la décomposition animale, matière qui n'est point une terre, comme on le croit, puisqu'il contient lui-même des terres différentes, des sels, une substance grasse charbonneuse, qui, distillée, donne de l'huile empyreumatique, du carbonate d'ammoniaque, et laisse un résidu de phosphates terreux.

Ce qui s'échappe surtout pendant la putréfaction, c'est un gaz animal inconnu dans son essence, et dont l'odeur est si particulière, qu'on le reconnaît facilement partout où il existe.

Aucun de nos moyens chimiques et physiques n'a pu nous fournir le moindre renseignement sur cette substance aériforme dont notre odorat seul reconnaît la présence. Ce gaz qui n'est peut-être que les matières putrifiées dissoutes dans l'air, a été désigné sous le nom de *septum* ou de gaz *septique*, épithète par laquelle on désignait aussi l'azote, dans les premiers temps de la chimie pneumatique, parce qu'on croyait qu'il était le résultat de la putréfaction, tandis qu'il en est seulement le moteur principal.

Fourcroy explique la formation des produits de la putréfaction par le moyen des composants des corps animaux. Il est évident, dit-il, que, dans la putréfaction, une partie de l'hydrogène s'unit à l'azote pour former de l'ammoniaque ; une autre partie d'hydrogène se combine à une portion d'oxigène avec laquelle elle constitue de l'eau ; qu'une certaine quantité de carbone combinée avec une quantité relative d'oxigène produit l'acide carbonique; qu'une combinaison d'hydrogène, de carbone et d'azote forme l'huile volatile ou fixe; qu'une autre combinaison, entre les mêmes matières et l'oxigène, compose l'acide zoonique; et qu'enfin les substances salines, terreuses et métalliques, inaltérables, ou peu altérables au moins par le mouvement intestin de la putréfaction, restent intactes et passives dans les derniers débris de ce mouvement spontané. Il n'est pas moins évident, ajoute-t-il, que ces matières ou nouveaux composés, qui n'existaient primitivement que dans les substances animales, s'unissent deux à deux, l'ammoniaque et l'acide zoonique, l'ammoniaque et l'huile qu'elle porte à l'état savonneux, et se dégagent sous cette forme dans l'air, ou se dissolvent dans l'eau. Les premières combinaisons forment les produits volatils de la putréfaction, et les secondaires les produits fixes.

La putréfaction, philosophiquement envisagée, n'est qu'un moyen employé par la nature pour ramener nos organes privés de vie à une composition plus simple, afin que leurs éléments puissent servir à de nouvelles créations.

Rien n'est donc mieux prouvé que la *métempsycose* de la matière, ce qui autorise à croire que ce dogme religieux, comme la plupart des cultes et des conceptions fabuleuses de l'antiquité, n'est qu'un voile mystérieux adroitement jeté par la philosophie entre le vulgaire et la nature.

Les hommes ont tous une aversion marquée pour les substances animales en putréfaction, tous fuient pour leur nourriture les aliments qui en ont éprouvé un commencement. Sauf les *bons chasseurs* qui, pour soutenir la réputation de ce titre, mangent peut-être à contre-cœur du gibier *faisandé*, il n'y a guère que quelques animaux, comme les loups, les chiens, les corbeaux, etc., et quelques insectes, qui se nourrissent de viandes corrompues. Le dégoût qu'inspirent les cadavres en pourriture les fait fuir du plus loin qu'on les sent; tandis qu'ils appellent les animaux lâches et féroces qui s'en nourrissent, ou ceux dont les goûts sont différents des nôtres et qui appètent ce genre d'alimentation.

Les miasmes putrides qui s'élèvent des matières animales corrompues sont des plus nuisibles à la santé de l'homme. S'ils sont très-abondants, ils peuvent produire l'asphyxie, comme on en a plus d'un exemple; s'ils sont plus divisés, ils n'en agissent pas moins d'une manière dangereuse, quoique moins prompte, sur l'économie. Ils produisent des maladies extérieures, comme le charbon, la pustule maligne et gangréneuse; à l'intérieur, ils donnent lieu au développement des fièvres putrides ou malignes, à des typhus ou maladies nosocomiales. Le gaz délétère qui s'émane des matières animales tend à produire dans le corps humain des altérations semblables à celles qui lui ont donné naissance, et verse dans le torrent des humeurs le germe de toutes les affections putrides.

La mort frappe tout le monde, mais chacun ne la reçoit pas au même âge, et, suivant les les pays, la mortalité offre encore des différences.

En général, dans nos climats, on compte un mort sur trente-deux à trente-cinq vivants, par conséquent, en multipliant le nombre des morts d'un pays quelconque de l'Europe par trente-deux ou trente-cinq, on a le total de la population, à peu près exactement. A Paris, et dans toutes les grandes villes où l'existence est plus active, plus exposée aux passions, aux excès, ou moins simple qu'à l'air pur et à la tranquillité des campagnes, la mortalité est aussi plus considérable que dans les villages et les bourgs; d'ailleurs, il y arrive beaucoup d'étrangers et de passagers que la mort n'épargne pas plus que les autres habitants; il y périt aussi un peu plus d'hommes que de femmes, tandis que la mortalité de celles-ci est plus considérable dans les campagnes.

La population de Paris actuellement de sept cent treize mille personnes, donne par année environ vingt mille morts, et à peu près autant de naissances, et se renouvelle totalement plus de trois fois par siècle.

Prenez mille enfants à leur naissance, à peine ont-ils vu la lumière, qu'il en périt vingt-trois; la dentition en emporte plus de cinquante; et les convulsions, les vers, les coliques du premier âge, enlèvent plus du quart, ou deux cent soixante-dix-sept; la petite vérole en faisait mourir au moins quatre-vingt; la rougeole sept, ensuite les accouchements difficiles coûtent la vie à environ huit femmes. La phthysie et l'asthme moissonnent en Angleterre près du cinquième de la population, ou cent-quatre-vingt-onze sur mille personnes. Les affections inflammatoires frappent de mort plus du septième, ou cent cinquante sur mille. Enfin, dans un âge avancé, l'hydropisie enlève quarante-une personnes; l'apoplexie avec la léthargie en foudroient une douzaine; resteront donc à peine, du millier, soixante-dix-huit échappés qui courent vers un but plus éloigné. Chaque contrée offre ses dangers et ses maladies, qui frappent la population et diminuent les probabilités d'existence; le scorbut et les affections de la poitrine sont fréquents dans le Nord; sous des cieux méridionaux règnent au contraire des fièvres aigues; sous les tropiques on rencontre des fièvres ardentes ou malignes pendant les chaleurs, et les dissenteries, si funestes durant la saison des pluies; enfin la peste, en Égypte, en Syrie, en Turquie; la fièvre jaune en Amérique; le tétanos parmi tous les climats chauds.

Le genre de vie de chaque homme influe encore prodigieusement sur sa santé : tous les tailleurs de pierre, les platriers, les marbriers, les perruquiers, les boulangers, vivants dans les poussières de leur état, ont une tendance à la phthysie; ceux qui travaillent le plomb, le cuivre, le mercure, l'arsenic; les mineurs, les métallurgistes, les chimistes, et une foule d'autres personnes sont plus exposées aux maladies et à la mort, que le commun des hommes.

On a remarqué que le *froid*, le *chaud*, la *sécheresse* et l'*humidité*, étaient des causes qui amenaient des différences dans la mortalité, et que, sous ce rapport, chaque mois de l'année offraient des résultats remarquables : dans la mortalité de Paris, calculée par M. Messence pour quarante ans, qui finissaient en 1763, le maximum se trouve en mars, le minimum au mois d'août; le montant des trois mois d'hiver est de 213,758; celui du printemps, de 207,285; celui de l'été, de 164,157; et celui de l'automne, de 169,846.

A Pétersbourg, d'après le calcul fait par M. Krast, le maximum de la mortalité se trouve en mai, le minimum en octobre. On y voit aussi que depuis le mois de mars jusqu'à celui de mai, la mortalité va en augmentant, et qu'elle diminue insensiblement jusqu'en octobre. En comparant les quatre saisons : l'hiver donne 17,636 morts; le printemps, 22,342; l'été, 18,179, l'automne, 15,657.

Dans le tableau de la mortalité de Londres pour quinze ans, qui finissaient en 1747, on voit le mois de janvier et celui de juin offrir, l'un le plus grand, l'autre le plus petit nombre morts. Il y en a, pour l'hiver, 106,583; pour le printemps, 91,186; pour l'été, 86,148; pour l'automne, 93,918.

Ainsi le climat de Londres est plus funeste l'hiver et l'automne. Mais l'hiver y est fort doux, et ressemble assez au printemps; c'est aussi la saison où la ville est plus peuplée.

M. Sussmilch a divisé par mois, et même par semaines, dix années de la mortalité de Berlin; le plus grand et le plus petit nombre se trouve en mars et novembre. L'hiver a 9,853; le printemps, 10,434; l'été, 9,361; l'automne, 8,833. Le printemps et l'hiver sont encore ici, comme à Paris, les saisons les plus chargées.

A Vienne, la mortalité de cinq ans, finit

en 1812, donne pour terme moyen, l'hiver, 21,896 morts; le printemps, 21,998; l'été, 20,318; l'automne, 20,123.

En Suisse, la plus grande mortalité y est au mois de mars; la moindre en juillet. Un tableau de soixante ans, publié par M. Muret, porte : en hiver, 1,652; au printemps, 1,305; en été, 1,312; en automne, 1,331. L'hiver et l'automne sont plus chargés. Le voisinage du lac y contribue sans doute, ainsi que le changement de température qu'amène la proximité des montagnes.

TABLEAU

DES DÉCÈS A PARIS, PAR DISTINCTION D'AGE ET DE SEXE, DANS L'ESPACE DE DIX ANNÉES.

AGES.	MALES.	FEMELLES.	TOTAUX.
de 0 à 3 mois	12,161	9,840	22,001
— 3 à 6 —	1,887	1,077	3,564
— 6 à 1 an	3,423	2,995	6,238
— 1 à 2 —	5,363	5,307	10,670
— 2 à 3 —	3,104	3,209	6,313
— 3 à 4 —	2,168	2,303	4,471
— 4 à 5 —	1,688	1,617	3,305
— 5 à 6 —	1,201	1,259	2,460
— 6 à 7 —	1,169	1,116	2,285
— 7 à 8 —	749	671	1,420
— 8 à 9 —	625	559	1,184
— 9 à 10 —	531	475	1,006
— 10 à 15 —	2,052	1,986	4,038
— 15 à 20 —	4,477	2,679	7,156
— 20 à 25 —	8,588	3,718	12,306
— 25 à 30 —	4,199	4,036	8,235
— 30 à 35 —	3,528	4,371	7,899
— 35 à 40 —	3,562	4,324	7,886
— 40 à 45 —	4,408	4,384	8,792
— 45 à 50 —	5,367	4,759	10,126
— 50 à 55 —	6,142	4,789	10,940
— 55 à 60 —	6,622	4,978	11,600
— 60 à 65 —	6,770	5,858	12,628
— 65 à 70 —	6,901	5,979	12,880
— 70 à 75 —	6,593	6,845	13,438
— 75 à 80 —	5,328	6,003	11,331
— 80 à 85 —	2,767	3,572	6,339
— 85 à 90 —	1,002	1,408	2,410
— 90 à 95 —	186	309	495
— 95 à 100 —	29	50	79
— 100 et au-dessus.	3	3	6
TOTAUX.	112,413	101,088	213,501

Telle est l'histoire de la mort; que l'homme orgueilleux de lui-même porte ses pensées sur tout le globe, il y verra quelle est la triste destinée du genre humain! Combien son existence est fragile au milieu de la course infinie des siècles! Est-ce donc la peine de naître et de s'attacher à la vie pour en jouir si peu de temps? En supposant, en effet, neuf cent millions d'habitants sur la terre, qu'il naisse un individu sur vingt-neuf et demi, et qu'il en périsse un sur trente-trois, on aura au moins une naissance et une mort pour chaque seconde de temps; plus de soixante naissances et soixante morts par minute, ou trois à quatre mille par chaque heure; ainsi les flots de l'espèce humaine roulent sans cesse par torrents, de la naissance au tombeau.

FIN.

Planches.

Alphabet des Sourds et Muets.

A B C

D E F

G H I

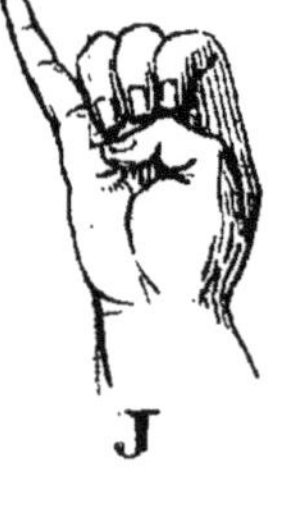

J

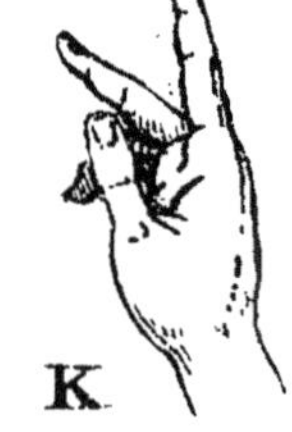

K

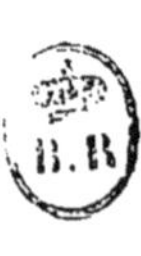

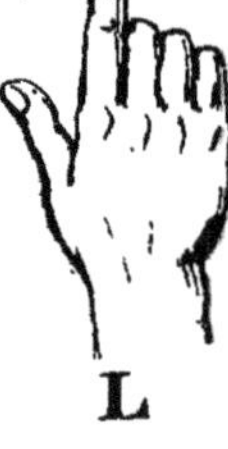

L

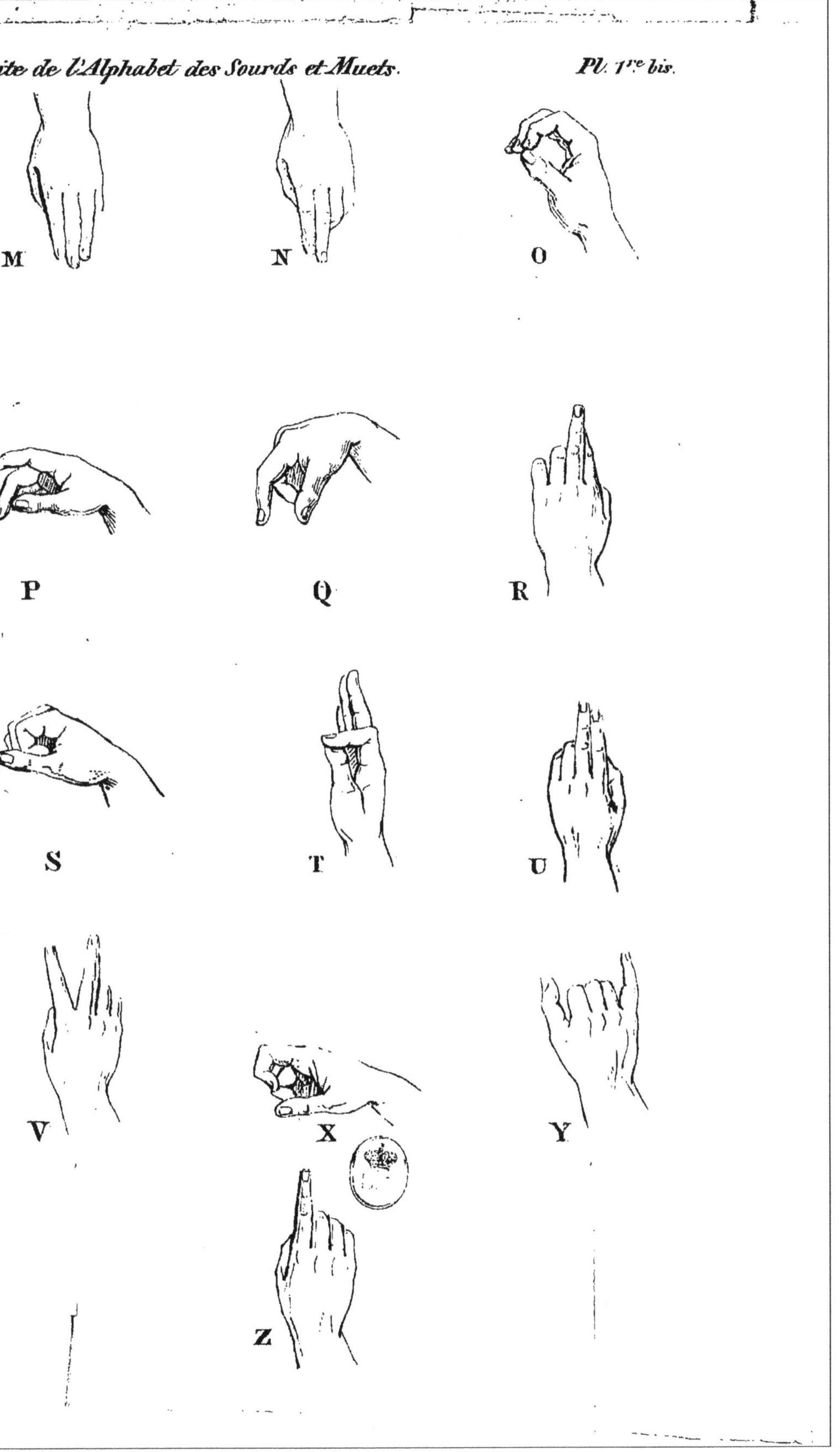
ite de l'Alphabet des Sourds et Muets.
Pl. 1re bis.
M
N
O
P
Q
R
S
T
U
V
X
Y
Z

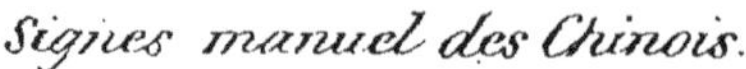

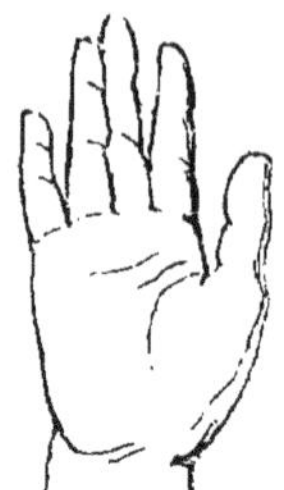

Bonjour.

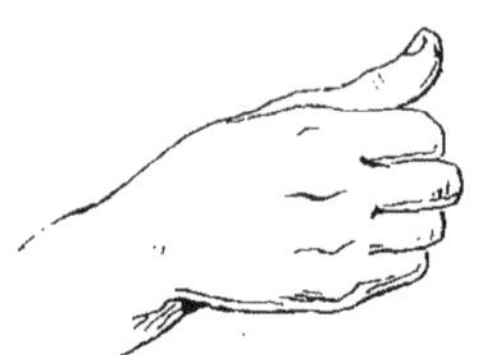

Adieu.

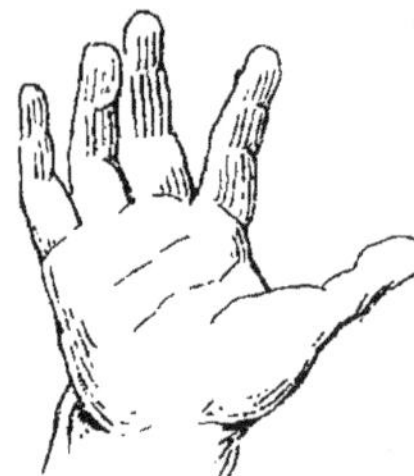

Je vais sortir.

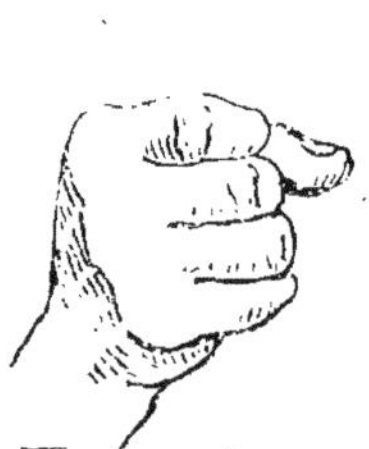

Venez chez moi.

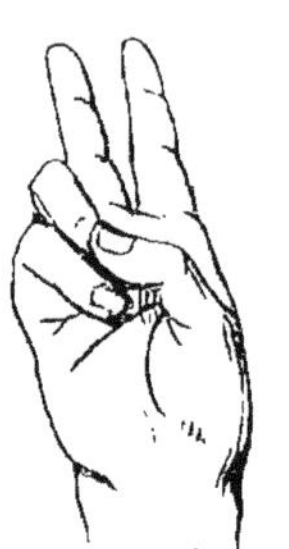

Oui.

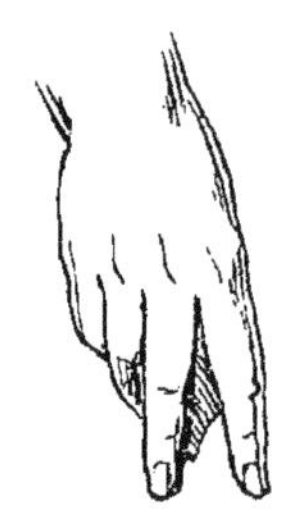

Non.

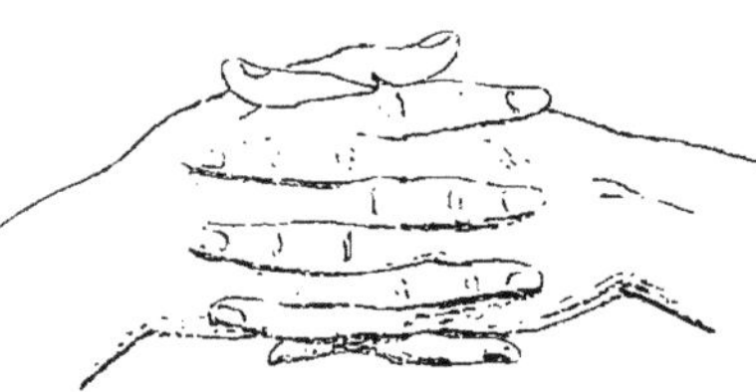

Je réponds à votre amitié.

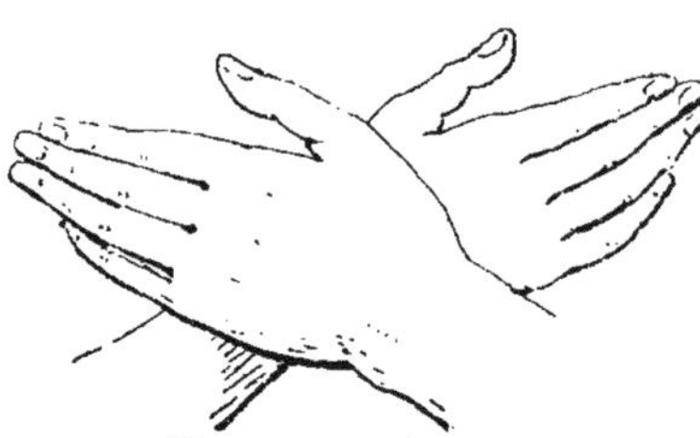

Je vous aime.

(Ce même signe fait de la main gauche veut dire : Je vous ai écrit

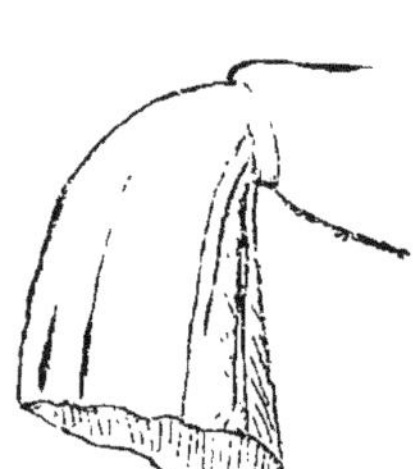

J'ai du chagrin.

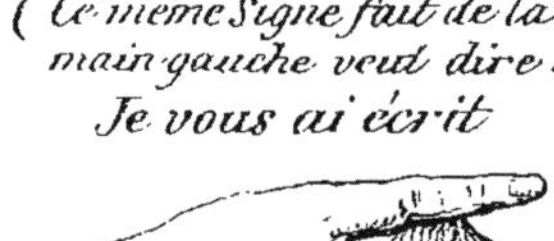

Ecrivez-moi.

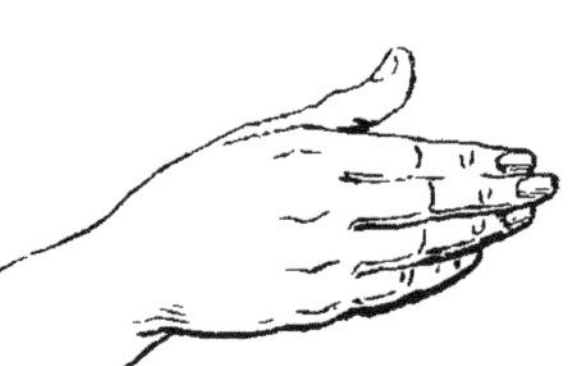

Répondez moi.

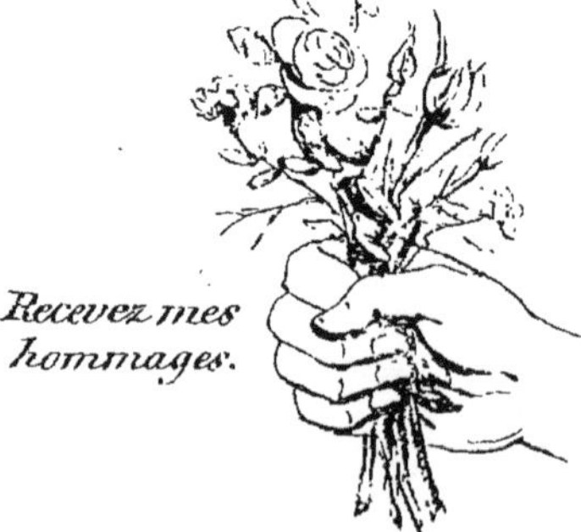

Recevez mes hommages.

Têtes

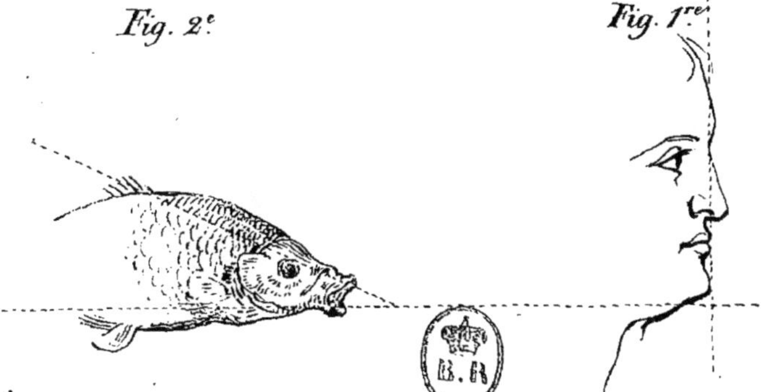

Circulation du Sang.

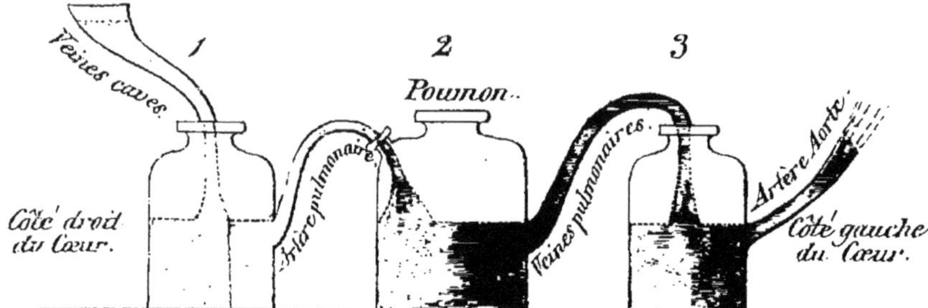

LISTE

DES OUVRAGES CITÉS OU CONSULTÉS.

Nous donnons cette liste des principaux ouvrages que nous avons cités ou consultés, afin de mettre nos lecteurs, qui voudraient acquérir des connaissances plus étendues en physiologie, à même de pouvoir recourir aux sources où nous avons puisé.

Anatomie générale. — Bichat.
Des Rapports du physique et du morale de l'homme. — Cabanis.
De l'Unité du genre humain et de ses variétés. — Blumenbach.
Dictionnaire des Sciences Médicales.
Essai sur l'Origine des connaissances humaines. — Condillac.
Éléments d'Idéologie. — Destutt de Tracy.
Éphémérides des curieux de la Nature.
Essai de Physiognomonie. — Lavater.
Études de la Nature. — Bernardin de S.-Pierre.

Essai de Physiologie, ou Physique du corps humain. — BORDENAVE.

Encyclopédie Méthodique.

Essai de Physiologie positive. — FODÉRÉ.

Essai pour servir à l'Histoire de la Putréfaction. — Mme DARCOUVILLE.

Essai sur la Putréfaction des humeurs animales. — GARDANE.

Essai sur une nouvelle Doctrine des Tempéraments. — HUSSON.

Géographie zoologique. — LACÉPÈDE.

Histoire Naturelle de l'homme. — BUFFON.

Histoire Naturelle. — PLINE.

Histoire Naturelle du genre humain. — VIREY.

L'Art de prolonger la vie. — HUFELAND.

Leçons de Physiologie. — GRIMAUD.

Nouveau Éléments de la science de l'homme. — BARTHEZ.

Nouveaux Éléments de Physiologie. — RICHERAND.

Principes de Physiologie. — DUMAS.

Précis Élémentaire de Physiologie. — MAGENDIE.

Recherches physiologiques sur la Vie et la Mort. — BICHAT.

Révision des Nouvelles Doctrines Chimico-Physiologiques. — COUTANCEAU.

Traité d'Anatomie. — BOYER.

Traité d'Anatomie descriptive. — H. CLOQUET.

Traité Médico-Physiologique sur l'Aliénation mentale. — PINEL.

Traité de Physiologie Pathologique. — BROUSSAIS.

Traité élémentaire d'Histoire Naturelle. — DUMÉRIL.

Transactions Phylosophiques.

TABLE

DES MATIERES.

PAGES.

AVERTISSEMENT DE L'AUTEUR............ j
Définition de la physiologie (en note)........... ij
Indication de la nouvelle classification des fonctions. iij

INTRODUCTION...........................
Caractères de l'homme.................... v
Différence des races humaines............. viij
Race arabe européenne ou caucasique........... *id.*
— mongole........................... ix
— nègre ou éthiopienne.................. x
— hyperboréenne....................... xj
— américaine.......................... *id.*

CHAPITRE PREMIER.

De la Vie............................. 1
Des propriétés vitales.................... 2
De la caloricité ou chaleur animale............. *id.*
De la sensibilité......................... 3
De la motilité........................... 4

PAGES.

CHAPITRE II.

De la Locomotion........................... 6
Description du squelette........................ 7
Description des muscles.......................... 10
Théorie des leviers (en note).................... 12
Attitudes immobiles............................ *id.*
Mouvements partiels............................ 13
Alphabet manuel des sourds-muets............. 14
Signes manuels des Chinois..................... *id.*
Mouvements progressifs......................... 15
De la Marche.................................... *id.*
Du Saut.. 16
De la Course..................................... 17
De la Nage....................................... *id.*
Du Coucher....................................... 18

CHAPITRE III.

De la Voix et de la Parole.................... 21
De la Voix....................................... *id.*
De la Parole..................................... 23
Des Lettres de l'alphabet....................... *id.*
Des Voyelles..................................... *id.*
Des Consonnes................................... *id.*
Des Langues..................................... 24
Du Chant... *id.*
De l'Engastrimysme ou ventriloquie............. *id.*
Anecdote sur Louis Brabant, ventriloque......... 26

PAGES.

Anecdote sur Saint-Gilles, ventriloque........... 27
Anecdote sur M. Comte, physicien du Roi........ 28

CHAPITRE IV.

DES SENSATIONS........................... 32
DE L'AUDITION, OU L'OUIE.................... 33
Du Son................................ *id.*
Description de l'oreille...................... 34
Mécanisme de l'Audition..................... 35
DE LA VISION, OU LA VUE.................... 36
De la Lumière............................ *id.*
Description de l'organe de la vue............... 37
Du globe de l'œil.......................... 41
Mécanisme de la vision...................... 43
DE L'OLFACTION OU ODORAT.................. 48
Des Odeurs.............................. *id.*
Description du nez et du siège de l'odorat........ 49
DE LA GUSTATION OU DU GOUT................ 52
Des Saveurs............................. *id.*
Description de l'organe du goût................ 53
DU TACT OU DU TOUCHER.................... 55
Description de la peau...................... *id.*

CHAPITRE V.

DES FONCTIONS DU CERVEAU.................. 60
Description du cerveau...................... 62
Des Facultés intellectuelles.................. 66

PAGES.

Du Suicide 73
Anecdotes à ce sujet 78

CHAPITRE VI.

De la Circulation du Sang 92
Description du Cœur 93
— des Artères 96
— des Vaisseaux capillaires 99
— des Veines .... id.
Du Sang 100
Mécanisme de la circulation du sang 101

CHAPITRE VII.

De la Respiration 106
De l'Air .... id.
Description de la poitrine et des poumons 109
Mécanisme de la respiration 112

CHAPITRE VIII.

De la Digestion 121
Des Aliments 124
De la Faim et de la Soif 128
Description de l'appareil digestif 133
Mécanisme de la digestion 137
Anecdotes à ce sujet 144

CHAPITRE IX.

Des Secrétions 147

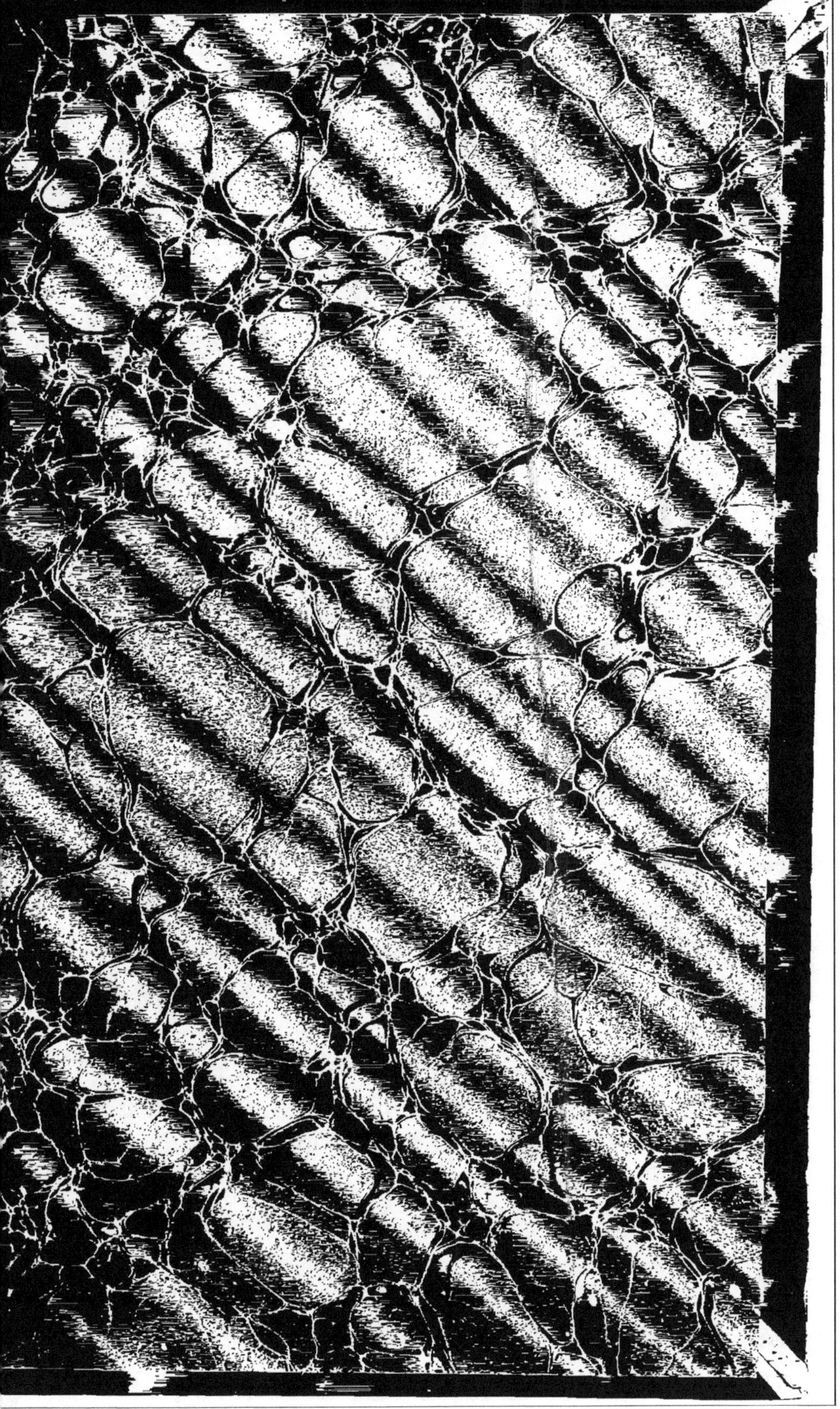

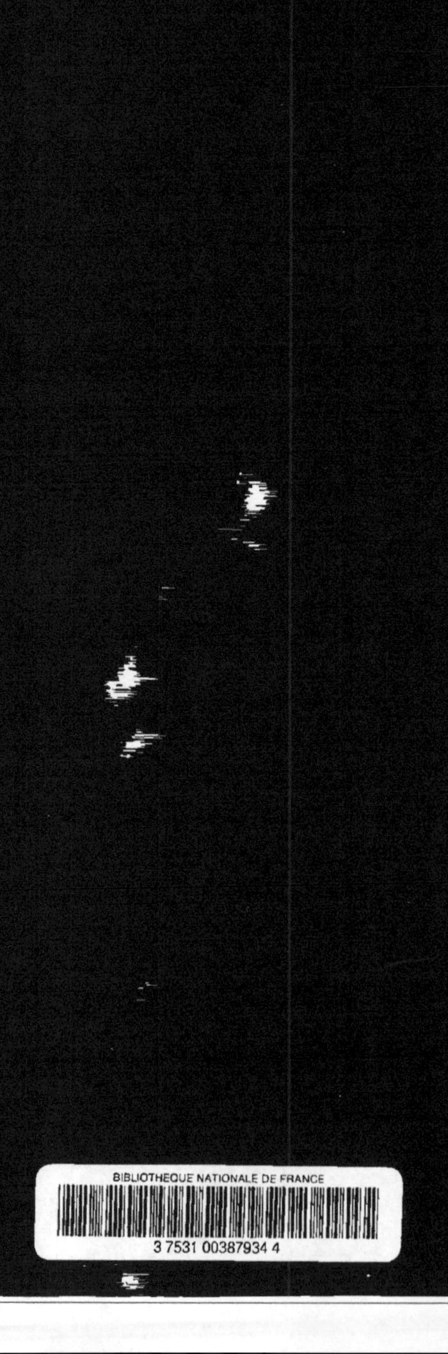